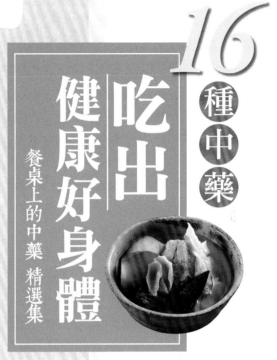

16 種中藥

吃出健康好身體

餐桌上的中藥 精選集

張群湘 編著

萬里機構・得利書局

序

　　數千年來，中藥為我國民族的繁衍、昌盛作出了不可估量的貢獻，因此也被尊稱為「國藥」。中藥不僅用於治療疾病，還可應用於防病強身。中藥與食物配合運用，則可在防病治病、強身健體等方面更好地發揮作用，這種配合被稱之為藥膳食療。

　　《黃帝內經》曾指出：「毒藥攻邪，五穀為養，五果為助，五畜為益，五菜為充，氣味合而服之，以補精益氣。」其意是：藥物是用以強攻治病的，而調養身體則需靠食療。因此，如果食療效果不理想，則可用藥物配合食物以成藥膳食療，可發揮兩者的優勢。

　　中醫藥膳食療是在中醫理論指導下，通過中藥與食物的配合應用，以達到調和氣血、平衡陰陽、防治疾病、健身延年的目的。

　　全國名老中醫周仲瑛曾指出：「藥食同源，寓治於養，這是中醫藥學治病的特色和優勢。」

　　近年來，隨着物質生活的富裕、生活質素的提高，現代人們對飲食與強身健體、防病治病、延年益壽的認識及要求也有所提高，致使中醫藥膳食療得到廣泛的應用以及有較大的發展。

　　中醫藥膳食療歷來是中醫調養身體及治療疾病的手段，深受廣大群眾的歡迎，在群眾中享有較高的威信，所以深受廣大家庭的重視。本書選用藥膳食療中常用的16種中藥，對其應用及機理進行多角度分析，以供讀者家中烹飪時參考選用。

　　中醫藥膳食療不僅對一些常見病、多發病有治療作用，而且對一些疑難病症也有比較理想的療效，像心血管疾病、癌症等，或緩解一些症狀，減輕病人的痛苦。特別是一些慢性疾病的治療和身體保養，因其病程較長，患者長期服藥難以堅持，而且用藥過久易傷正氣，若用藥膳食療，病人樂於接受，故藥膳食療亦常作為慢性病患者的主要治療措施之一。但對一些病情較急、病邪較重的疾病，如大多數急性感染性疾病或慢性病的急性發作期等，藥膳食療僅為輔助治療手段。

張群湘

目錄

導讀

在眾多的中藥之中，本書僅選用 16 種性味功效較平和的常用中藥配合食材而成的食譜，這就是被稱為所謂的藥膳食療。

本書使用方法

中醫的藥膳食療歷史悠久，源遠流長，且有一定的臨床療效。目前已廣泛應用於提升體能、預防疾病及病後康復、養顏美容、健腦益智、延緩衰老等方面。如何去看這本書呢？主要留意如下幾方面：

① 開篇描述文字：通常是中藥的基本介紹，如別名、常用方法等。

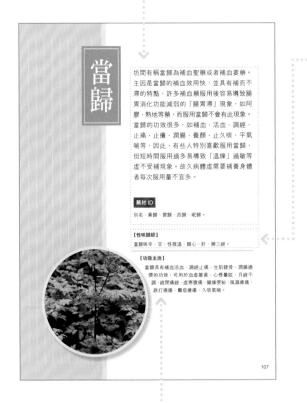

當歸

坊間有稱當歸為補血聖藥或者補血要藥。主因是當歸的補血效用快，並具有補而不滯的特點，許多補血藥服用後容易導致腸胃消化功能減弱的「腸胃滯」現象，如阿膠、熟地等藥，而服用當歸不會有此現象。當歸的功效很多，如補血、活血、調經、止痛、止瀉、潤腸、養顏、止久咳、平氣喘等，因此，有些人特別喜歡服用當歸，但短時間服用過多易導致「溫燥」過敏等虛不受補現象。故久病體虛需要補養身體者每次服用量不宜多。

藥材 ID

別名：秦歸、雲歸、西歸、岷歸。

【性味歸經】

當歸味辛、甘，性微溫，歸心、肝、脾三經。

【功效主治】

當歸具有補血活血，調經止痛、生肌健骨，潤腸通便的功效，可用於血虛萎黃、心悸暈眩、月經不調、經閉痛經、虛寒腹痛、腸燥便秘、風濕痺痛、跌打損傷、癰疽瘡瘍、久咳氣喘。

107

② **【性味歸經】：**

「性」主要看溫熱或寒涼方面，平日如果易口乾咽燥、怕熱體質、稍休息不夠就易心煩氣躁、舌紅苔黃者就要避開「溫熱」的中藥，以免惹「熱氣」；相反，稍食青菜則易流淡口水、怕冷體質、形寒肢冷、舌淡苔白等者就要避開「寒涼」的中藥，以免受「寒」而病。

「味」主要指味道，本書多數選用的是甘味，所以配出的湯水等食譜味道都不會太難食。

「歸經」主要指對什麼臟腑或經絡起作用，但要引起注意，此所指臟腑主要是中醫的臟腑，在某些方面與西醫有所不同。

③ **【功效主治】：**

「功效」主要指中藥有什麼作用：如「補脾養胃」主要指對脾胃具有調補作用；「生津益肺」主要指有潤肺及調治口渴的作用。以此類推。

「主治」主要指應用於什麼方面：如主治「脾虛食少」指主要應用於脾虛導致的沒有胃口；主治「肺虛喘咳」指主要應用於肺虛氣喘咳嗽。

④【藥理作用】：中藥有不少「功效」（作用），是否真的有這些作用？有不少科學家進行了研究，這部分的內容所講的作用主要從西醫角度認識的，雖然在某些方面與中醫表述不同，但有不少共同之處，起碼研究出中藥的有用之處。

⑤【注意事項】：這部分主要指出該種中藥的副作用，並提醒如果進行某些配伍則會有不良的效果，或者提醒某些體質的人不宜服用，說明少食多數身體可自行調節不良反應，食多對某類體質可能引起較多的副作用。

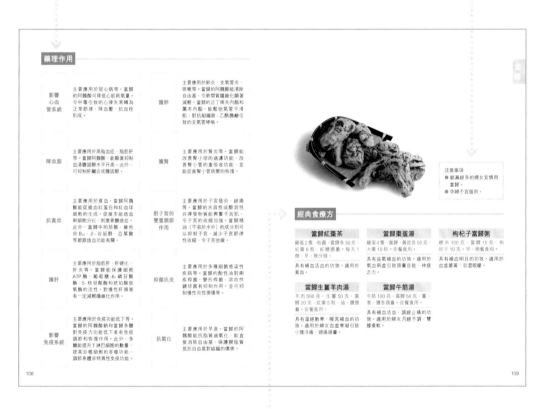

藥理作用

影響心血管系統	主要應用於冠心病等。當歸的阿魏酸可降低心肌耗氧量，令中毒引致的心律失常轉為正常節律、降血壓，抗血栓形成。
降血脂	主要應用於高脂血症、脂肪肝等。當歸阿魏酸，能顯著抑制血清膽固醇水平升高。此外，可抑制肝臟合成膽固醇。
抗貧血	主要應用於貧血。當歸阿魏酸能促進血紅蛋白和紅血球幹細胞的生成。促進多能造血幹細胞分化，刺激骨髓造血。此外，當歸中的葉酸、維他命 B_{12}、β-谷甾醇、亞葉酸等都跟造血功能有關。
護肝	主要應用於脂肪肝、肝硬化、肝炎等。當歸能保護細胞 ATP 酶、葡萄糖-6-磷酸酶、5-核苷酸酶和琥珀酸脫氫酶的活性。對慢性肝損害有一定減輕纖維化作用。
影響免疫系統	主要應用於免疫功能低下等。當歸的阿魏酸鈉和當歸多醣對免疫力功能低下者有免疫調節和恢復作用。此外，多醣能提升 T 淋巴細胞的數量，提高巨噬細胞的吞噬功能，調節身體非特異性免疫功能。

護肺	主要應用於肺炎、支氣管炎、咳嗽等。當歸的阿魏酸能清除自由基，令肺間質纖維化顯著減輕。當歸的正丁烯夫內酯和藁本內酯，能鬆弛氣管平滑肌，對抗組織胺-乙醯膽鹼引致的支氣管哮喘。
護腎	主要應用於腎炎等。當歸能改善腎功能，改善腎小管的重吸收功能，並能促進腎小管病變的恢復。
對子宮的雙重調節作用	主要應用於子宮發炎、經痛等。當歸的水溶性或醇溶性非揮發物質能興奮子宮肌，令子宮的收縮加強。當歸精油（不溶於水中）的成分則可以抑制子宮，減少子宮節律性收縮，令子宮弛緩。
抑菌抗炎	主要應用於多種細菌感染性疾病等。當歸的酸性油對痢疾桿菌、變形桿菌、溶血性鏈球菌有抑制作用，並可抑制慢性炎性損傷等。
抗氧化	主要應用於早衰。當歸的阿魏酸能抗脂質過氧化，能直接消除自由基，保護膜脂質抵抗自由基對組織的傷害。

注意事項
❶ 崩漏經多的婦女宜慎用當歸。
❷ 孕婦不宜服用。

經典食療方

當歸紅棗茶
雞蛋2隻、桂圓、當歸各30克、紅棗6粒、紅糖適量。每天1劑，早、晚分服。
具有補血活血的功效。適用於貧血。

當歸棗蛋湯
雞蛋4隻、當歸、黨民各50克、大棗10粒。佐餐食用。
具有益氣補血的功效。適用於氣血兩虛引致頭暈目眩、神疲乏力。

枸杞子當歸粥
粳米 100 克、當歸 15 克、枸杞子 10 克，早、晚餐食用。
具有補血明目的功效。適用於血虛萎黃、目澀眼疲。

當歸生薑羊肉湯
羊肉 500 克、生薑 50 克、當歸 20 克、紅棗 5 粒。油、鹽適量。佐餐食用。
具有溫經散寒、暖宮補血的功效。適用於婦女血虛虛寒引致小腹冷痛、頭痛頭暈等。

當歸牛筋湯
牛筋 100 克、當歸 50 克、薑、蔥、鹽各適量。佐餐食用。
具有補血活血、調經止痛的功效。適用於婦女月經不調、雙膝痠軟。

⑥【經典食療方】：精選該味藥材坊間最常用食譜，加以介紹。

⑦【實用錦囊】：以問答形式介紹該種中藥的相關知識，讓讀者了解某藥的食用方法、選購方法等等。

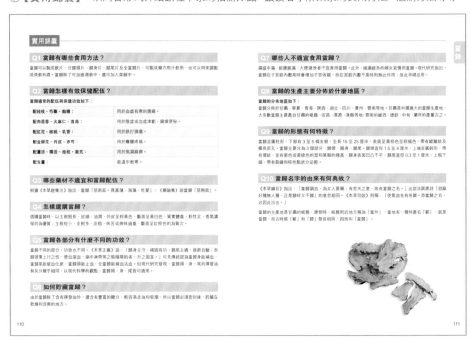

實用錦囊

Q1 當歸有哪些食用方法？

當歸可以製成飲片，分當歸片、歸尾片及全當歸片，可製成藥方煎汁飲用。也可以用來調製成茶飲和酒。當歸除了可加進湯飲中，還可加入菜餚中。

Q2 當歸怎樣有效保健配伍？

當歸適當的配伍與保健功效如下：

配桂枝、芍藥、飴糖：	用於血虛有寒的腹痛。
配肉蓯蓉、火麻仁、首烏：	用於陰虛或血虛津虧，腸燥便秘。
配桃花、紅藤、乳香：	用於跌打損傷。
配金銀花、丹皮、赤芍：	用於癰瘍瘡瘍。
配薑活、獨活、桂枝、秦艽：	用於風寒痹痛。
配生薑：	能溫中散寒。

Q3 哪些藥材不適宜和當歸配伍？

根據《本草經集注》指出，當歸「惡南茹。畏菖蒲、海藻、牡蒙」。《藥論集》說當歸「惡熱麵」。

Q4 怎樣選購當歸？

選購當歸時，以主根粗長、皮細、油潤、外皮呈棕黃色、斷面呈黃白色、質實體重、粉性足、香氣濃郁的為優質；主根短小、支根多、皮細、味苦或辣味過重、斷面呈紅棕色的為劣次。

Q5 當歸各部分有什麼不同的功效？

當歸不同的部分，功效也不同。《本草正義》說：「歸身主守，補固有守；歸尾主通，逐瘀自驗；而歸頭主上行之性，便血漏血、崩中淋帶等之陰傷陽陷者，升之固宜。」可見傳統認為當歸身能補血，當歸尾能破血止血，全當歸能補血活血。但現代研究發現，當歸頭、身、尾的升散和沉降各有不相同，以現代科學的觀點，當歸頭、身、尾皆可通用。

Q6 如何貯藏當歸？

由於當歸除了含有揮發油外，還含有豐富的糖分，較容易走油和吸潮，所以當歸必須密封後，貯藏在乾燥和涼爽的地方。

Q7 哪些人不適宜食用當歸？

濕盛中滿、腹瀉脹滿、大便溏泄者不宜食用當歸。此外，崩漏經多的婦女宜慎用當歸。現代研究指出，當歸在子宮的內壓高時會增加子宮收縮，而在宮腔內壓不高時則無此作用，故孕婦宜忌用。

Q8 當歸的生產主要分佈於什麼地區？

當歸的分佈地區以甘肅、寧夏、青海、陝西、湖北、四川、貴州、雲南等地。甘肅是中國最大的當歸生產地，大多數當歸主要產自甘肅省的岷縣、宕昌、漳縣、渭源等地；雲南的維西、德欽、中甸，貴州的產量次之。

Q9 當歸的形態有何特徵？

當歸呈圓柱形，下部有3至5條支根，全長15至25厘米。表面呈棕色至棕褐色，帶有縱皺紋及橫長皮孔。當歸主要分為3部份：歸頭、歸身、歸尾。歸頭直徑1.5至4厘米、上端呈圓狀形，帶有環紋，並有紫色或黃綠色的莖和葉鞘的殘基，歸身表面凹凸不平；歸尾直徑0.3至1厘米，上細下細，帶有裂縫和棕色點狀分泌腔。

Q10 當歸名字的由來有何典故？

《本草綱目》指出：「當歸調血，為女人要藥，有思夫之意，故有當歸之名。」此說法跟唐詩「胡麻好種無人種，正是歸時又不歸」的意思相同。《本草別說》則解：「使氣血各有所歸，恐當歸之名，必因此出也。」

當歸的產地是甘肅的岷縣、唐朝時，岷縣附近地方稱為「當州」，當地有一種特產名「䒷」，就是當歸，而古時候「䒷」和「歸」發音相同，因而叫「當歸」。

⑧【養生食譜】：主要介紹應用該中藥的多種類型食譜，如茶飲、糖水、湯水、粥品、小菜、小吃等，以方便各位讀者依各自情況選用。每道食譜均有「醫師點評」，讓讀者了解到食譜內的各材料的配合作用。

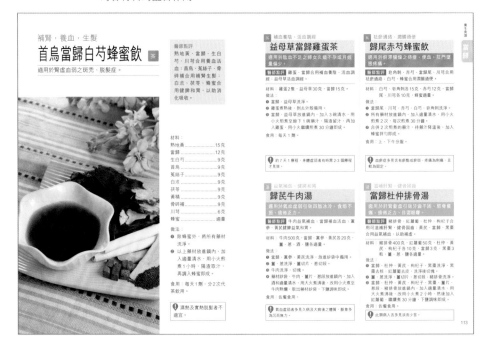

補腎，養血，生髮
首烏當歸白芍蜂蜜飲 茶

適用於腎虛血瘀之斑禿、脫髮症。

醫師點評
熟地黃、當歸、生白芍、川芎合用養血活血；首烏、菟絲子、骨碎補合用補腎生髮；白朮、茯苓、蜂蜜合用健脾和胃，以助消化吸收。

材料：
熟地黃..............15克
當歸..................12克
生白芍................9克
首烏..................9克
菟絲子................9克
白朮..................9克
茯苓..................9克
黃精..................9克
骨碎補................9克
川芎..................6克
蜂蜜..................適量

做法：
❶ 除蜂蜜外，將所有藥材洗淨。
❷ 以上藥材放進鍋內，加入適量清水，用小火煎煮1小時，隔渣取汁，再調入蜂蜜即成。

食用：每天1劑，分2次代茶飲用。

⚠ 濕熱及實熱脫髮者不適宜。

補血養陰、活血調經
益母草當歸雞蛋茶

適用防陰血不足之婦女久痛不孕或月經量偏少。

醫師點評 雞蛋、當歸合用補血養陰、活血調經，益母草活血調經。

材料：雞蛋2隻，益母草30克，當歸15克。
做法：
❶ 當歸、益母草洗淨。
❷ 雞蛋煮熟後，剝去外殼備用。
❸ 當歸、益母草放進鍋內，加入3碗清水，用小火煎煮至餘下1碗藥汁，隔渣留汁，再加入雞蛋，用小火續煎煮30分鐘即成。

食用：每天1劑。

⏰ 約7天1療程。身體虛弱者有時需2-3個療程才見效。

祛瘀通絡、潤腸通便
歸尾赤芍蜂蜜飲

適用於新鮮瘀塊之痔痛、便血、肛門硬腫疼痛。

醫師點評 皂角刺、赤芍、當歸尾、川芎合用祛瘀通絡，蜂蜜合用潤腸通便。

材料：白芍、皂角刺各15克，赤芍12克，當歸尾、川芎各10克，蜂蜜適量。
做法：
❶ 當歸尾、赤芍、白芍、皂角刺洗淨。
❷ 所有藥材放進鍋內，加入適量清水，用小火煎煮2次，每次煎煮30分鐘。
❸ 合併2次煎煮的藥汁，待藥汁稍溫後，加入蜂蜜調勻即成。

食用：上、下午分服。

⚠ 血瘀症多見於有刺痛或刺傷，痛處為刺痛，且痛有定處。

益氣補血、健脾和胃
歸芪牛肉湯

適用氣血虛弱引致四肢冰冷，食慾不振、疲倦乏力。

醫師點評 牛肉益精血，當歸補血活血，黨參、黃芪健脾益氣和胃。

材料：牛肉500克，當歸、黨參、黃芪各20克。
做法：
❶ 當歸、黨參、黃芪洗淨，放進砂鍋中備用。
❷ 薑、蔥洗淨，薑切片，蔥切段。
❸ 牛肉清洗，切塊。
❹ 藥材放進鍋內，加入酒適量清水，用大火煮滾後，改用小火煮至牛肉熟，取出藥材調味即成。

食用：佐餐食用。

⚠ 氣血虛弱者易於生病及大病後之體弱，新症多為沉重乏力。

益精補肝腎、健骨固齒
當歸杜仲排骨湯

適用防肝腎虧虛引致勞損不振、筋骨疼痛、疲倦乏力、牙齒鬆動。

醫師點評 豬排骨、紅棗養血，杜仲、枸杞子合用溫補肝腎、健骨固齒，黃芪、黨參合用益氣補血。

材料：豬排骨400克，紅棗50克，杜仲、黃芪、枸杞子各10克，黨參3克，黑棗3粒，薑、蔥、鹽各適量。
做法：
❶ 當歸、杜仲、黃芪、枸杞子、黑棗、黨參洗淨。
❷ 薑、蔥洗淨，薑切片，蔥切段。
❸ 當歸、杜仲、黃芪、枸杞子、黑棗、黨參、豬排骨放進鍋內，加入適量清水，用大火煮滾後，改用小火煮2小時，然後加入紅棗、鹽續煮30分鐘，下蔥調味即成。

食用：佐餐食用。

⚠ 此類病人吾多見法而少苦。

養生基本思路

為了使中藥在養生湯水中發揮更好的效果，除了熟悉各中藥的功效性味特點外，還需要了解中醫的養生基本思路：

1. 預防勝於治療

除了急性傳染病外，多數疾病的發生發展需要一定的時間，包括癌症的發生等；所以，在平日應有「預防思想」，經常進行藥膳食療調養，做到不斷提升抗病能力及自我康復能力，做到無病防病，淺病早治，這樣才能少患大病，或患病後容易康復。

2.「益氣」調養持之以恆

人的抗病能力及病後康復能力多受「氣」（體內能量及營養）的多少所影響。中醫認為，「氣」充足，抗病能力及病後康復能力則強，反之則弱；使「氣」減少有多方面的因素，如緊張、忿怒、壓力大、思慮過度、運動量過大、欠缺休息、大手術、忙碌奔波、年齡增大、感冒發燒、肝腎疾病、心肺疾病、腸胃疾病、內分泌失調等。

所以，為了維持體內適量的「氣」，可經常選用一些有「益氣」功效的食譜；如健脾益氣，潤肺益氣，養心益氣，養肝益氣，補腎益氣等（具體請看書中個別食譜）。

3. 注意「陰陽平衡」

中醫有一陰陽理論學說，主要指藥食之間、以及藥食與人體之間存在有相互對立、相互依存以及不斷變化規律的學說，陰陽之間「以平為期」（達到相對平衡或相對調和才能保持人體的健康）。

在養生及調治身體方面應用陰陽理論學說很廣泛，凡能熟練掌握陰陽理論者都是養生及藥膳食療的高手。似乎陰陽理論學說很深奧，其實平日注意炒青菜放薑或蒜，煮滋補湯水放陳皮，容易口乾咽燥、怕熱喜涼者食清補涼湯水等已經在運用「陰陽」的理念了。為什麼這麼說？因為青菜多偏寒涼（屬陰），薑或蒜為辛溫之品（屬陽），這樣炒青菜放薑或蒜使到菜不至於太涼（達到陰陽調和的目的）；服用滋補湯水容易滯（屬陰），放些陳皮健脾行氣（屬於陽），以達到服湯水補而不滯（調和陰陽）的目的；口乾咽燥、怕熱喜涼者說明體質偏熱（屬陽），服用清補涼湯水（屬陰），以制約陽熱的體質，達到調和陰陽的目的。

以上可類推，在湯水方面多注意「陰陽」理念，這樣才能起到補而不滯、溫而不燥、涼而不寒等良好效果。

4. 體虛飲食勿傷脾胃

　　中醫所稱的脾胃主要指現代的消化吸收功能。脾胃功能很重要，許多被吃入人體的飲食物需要良好的脾胃功能才能更好地被消化吸收，身體虛弱者消化吸收功能已經較差，如果飲食不注意常會導致腸胃飽滯，這就是飲食傷脾胃的現象。為了避免這種現象的發生，飲食時可以注意如下幾方面：①少食多餐；②難消化的食物一次性不宜進食太多；③消化差時飲用湯水不宜太濃太快；④不宜吃過多容易產氣的食物，如土豆（薯仔）、地瓜（番薯）等。這些可以盡量減輕胃的負擔，更好地發揮脾胃功能，以促進營養吸收，幫助身體康復。

嶺南地區的藥膳食療特色

　　筆者自小都是生長在廣東，所讀的大學——廣州中醫學院（現在的廣州中醫藥大學）有不少持嶺南學術觀點的老師，這些老師的「嶺南派」思想對我影響較大，導致我多年來都喜鑽研「嶺南中草藥」、「嶺南藥方」、「嶺南湯水」等，並且大學畢業後我一直工作在廣州，近二十年來又移居於香港；所以對廣東、香港的地理環境及中醫藥膳食療的運用稍有認識，我總結廣東及香港人藥膳食療的特色如下：

1. 注重四季調養

　　中醫認為四季天氣的變化可以導致人體功能發生相應改變，因此需要適當的藥膳食療調養，隨着四季變化，廣州及香港的市面上常見一些養生健康產品也會出現相應變化，以對市民的身體作出及時調養，其變化特點及規律主要如下：

① 春季

　　多風多濕，所以容易引起人體出現「風」的症狀：如容易反覆感冒，或鼻敏感反覆發作，或頭暈眼花、抽筋，或突然心慌心跳，或情緒變化快，或血壓不穩，或腸動作響，或疼痛游走不定，或皮膚的「風團」時隱時現，搔癢時發時止，或哮鳴（哮喘「鳴響」），或耳鳴（耳內「鳴響」），或腸鳴（腹中「鳴響」），或腦鳴（自感腦內「鳴響」）等。

　　「濕」的環境也易導致人體「濕」的症狀：四肢及身體容易感覺疲倦而重，味覺較差，大便不成形而不暢順，胃口欠佳，容易噁心想吐，小便量少及不暢順，甚至尿頻尿急尿痛，

舌苔膩或滑，脈滑或細。男性易陰囊濕疹，或睾丸腫脹疼痛，女性易帶下增多等。皮膚易生瘡，甚至出現皮膚及雙目變黃。容易患肝膽病，皮膚病，泌尿系疾病，婦科疾病等。

藥膳食療原則

春季除了注意「治風」、「祛濕」外，具體注意調養的臟腑是——肝肺脾（胃）。所以春季市面上常見一些養生健康產品，其款式多樣，如：

膏類：川貝枇杷膏（潤肺止咳），靈芝龜苓膏（理肺化痰）；

湯類：野葛菜紅棗煲生魚湯（祛濕排毒），花膠海底椰川貝百合湯（健脾潤肺），蟲草花淮山蓮子雞湯（理肺健脾祛濕）；

涼茶飲品：玫瑰花杞子富士蘋果茶（舒肝健胃），茉莉花桑椹紅棗茶（舒肝養血），川貝雪梨海底椰（潤肺止咳），祛濕五花茶（清肝祛濕），北芪辛夷花茶（益氣疏風，調理鼻敏感）；

糖水：手磨杏仁蛋白茶（潤肺止咳），蓮子百合紅豆沙（健脾潤肺）；蓮子百合桂花糖水（健脾潤肺疏肝）；

小食：豬腳薑醋（祛風補虛），雞煮酒（益氣補血，活血祛風）。

② 夏季

多「火熱」、「暑熱」，特別容易損耗人體的氣（大量消耗人體能量及使人體臟腑功能減弱），也容易損耗人體的津液（包括水分、體液中的微量營養素）。

因此而引起「火熱」，「暑熱」症狀：常易導致多汗，汗出過多而致體液減少；此現象中醫稱之為暑傷津，津液受傷則可見口渴引飲、唇乾口燥、大便乾結、尿黃心煩等症。如果津液受傷太多，且得不到及時補充，並超過了生理調節的範圍，就會出現身倦乏力，短氣懶言，甚至猝然昏倒，不省人事而導致死亡。這就是中醫所稱的津傷太過而致元氣耗傷。

中醫認為，「暑多夾濕」，所以夏季還可以有明顯濕的症狀：頭重疲倦、工作效率較差、所患之病常反覆難好、胃腹脹滿、胃口不佳、大便稀爛、口乾口渴、唇乾口燥、尿黃心煩，皮膚病變的滲出物、或帶下的分泌物質黏而腥臭，眼澀目腫等。

③ 秋季

多乾燥，不要小看這個「乾燥天氣」，中醫認為燥最易傷「肺」。為什麼這肺要用雙引號來標明，主要想引起大家特別注意，中醫所說的「肺」，除了包括西醫所稱的肺之外，還包括鼻、咽喉、氣管、支氣管、皮膚，以及現代醫學的內分泌系統、心血管系統、免疫系統等的功能。所以秋燥傷「肺」後，易導致「肺系」發生疾病，如鼻敏感、哮喘、肺炎、咽炎、氣管炎，以及易誘發及加重多種皮膚病，如濕疹、牛皮癬等。當然，「乾燥天氣」可引起「燥」的症狀：口乾、鼻乾、乾咳、皮膚乾癢，易鼻癢噴嚏等。

④ 冬季

冬季的「寒」較易傷害人體的陽氣（此「陽氣」主要指臟腑的功能、體內的能量、抗病能力等）。當人體陽氣受到傷害後，可導致抵抗力下降，氣血運行不暢，誘發多種疾病的發生，例如易患感冒、糖尿病、關節疾病、抑鬱症等。寒冷還可引起血管收縮、血流減慢，容易誘發高血壓病、中風及冠心病等心腦血管病。

藥膳食療原則

冬季需注意溫補配滋潤的食材或藥材，因為溫暖助陽的食物或中藥容易耗傷體內的陰津，甚至導致火從內生，為避免溫陽之品的副作用，可適當配合滋潤養陰的食材，以達到溫而不燥，滋而不膩（「膩」容易影響脾胃的消化吸收功能）的效果。此外，冬天的寒冷容易導致氣血運行不暢，在湯中經常適當配理氣的食材，如陳皮等，一方面可幫助氣血的運行，另一方面使進補的湯水補而不滯，有利於消化吸收。冬季市面上常見一些養生健康產品主要如下：

膏類：散寒養心膏（溫陽散寒、活血和血）；

湯類：當歸杞子桂圓竹絲雞湯（補血祛寒），淮山北芪靈芝山斑魚湯（益氣養陰、強身健體），合桃紅蓮栗子雞湯（健脾益氣、養心補腎）；

茶飲：黃芪圓肉紅棗茶（溫補氣血、養心安神）；

糖水：紅棗桂圓蜜（益氣補血）。

2. 喜歡傳統烹飪方法

廣東及香港多數人的烹飪菜式為粵菜。粵菜主要由廣州、潮州、東江三種風味組成，以廣州風味為代表，具有獨特的南國風味。自古以來，廣州一直是中國與海外通商的重要口岸，社會經濟因此得以繁榮，同時也促進了飲食文化的發展。中外各種食法逐漸被吸收，使廣東的烹調技藝得以不斷充實和改善，其獨特的風格日益鮮明。廣東旅居海外的華僑眾多，又把在歐美、東南亞學到的烹調技巧帶回家鄉，粵菜藉此形勢迅速發展，而後形成集南北風味於一爐、融中西烹飪於一體的獨特風格，並在各大菜系中脫穎而出，名揚海內外。

廣州菜是粵菜的主體和代表，它包括了珠江三角洲及其周邊地區的飲食風味。選料廣博奇異，品種多樣是廣州菜的一大特色。天上飛的（如禾花雀等，有益氣強身的作用，被

形容為天上的人參）、地下爬的（如鱉等，具有滋陰清熱、平肝益腎等功效）、水中游的（如魚類等，大部分都有益氣健脾的功效），幾乎都能上席，一經廚師妙手，都變成佳餚，除被食者嘆為「異品奇珍」之外，還有一定的保健食療作用。

廣州菜特別講究廚藝精湛，烹調方法有20多種，尤以炒、煎、燜、焗、煲、炸、燉等見長，比較講究火候，尤重「鑊氣」和現炒現吃，做出的菜餚注重色、香、味、形。口味上以清、鮮、嫩、爽為主，這樣可保持食物的新鮮度，保證食物的營養少受破壞。而且隨季節時令的不同而變化，夏秋力求清淡（可避免身體惹燥熱），冬春偏重濃郁（以利加強身體的補養），並有「五滋」（香、酥、脆、肥、濃）、六味（酸、甜、苦、辣、鹹、鮮）之別（「五滋」及「六味」主要加強刺激胃口等）。

廣州菜有許多調料，如蠔油、魚露、柱侯醬、沙茶醬、豉汁、糖醋、酸梅醬、咖喱粉、檸檬汁等（適當的調料品可起到加強刺激味覺細胞的作用），為廣州菜的獨特風味起到了舉足輕重的作用。廣州菜的著名菜餚有：烤乳豬、太爺雞等。

潮州菜是潮州、汕頭地區的風味菜。潮汕地區的飲食習慣與閩南相近，同時又受廣州地區的影響，漸漸地匯兩家之長，風味自成一格。潮州菜以烹調海鮮見長，尤其湯菜最具特色，加工精巧，口味清純，注重保持原料的鮮味。烹調技藝擅長燜、燉、燒、焗、炸、蒸、炒、泡等法（幫助刺激胃口）。口味尚清鮮，郁而不膩（有利腸胃的消化吸收）。愛用魚露、沙茶醬等調品（刺激味覺）。風味名菜有潮州燒雁鵝、潮州豆醬雞、護國素菜湯、炊鴛鴦膏蟹等。甜食則以芋泥、五果湯等最有特色。

東江菜又稱客家菜，是指東江流域一帶的「客家人」的家鄉菜。東江菜的特點是主料突出，味道濃郁，造型古樸。菜餚多用肉類，較少以蔬菜和水產配搭，下油重，味偏鹹（適合勞動量大的人群膳食及進補），以砂鍋菜見長。風味名菜有鹽焗雞、釀豆腐、梅菜扣肉、八寶窩全鴨等。

粵式點心也別具特色。廣東美點之多，恐怕可稱得上是全國之冠。單是被譽為「點心狀元」的廣州泮溪酒家就能做出1000多款精美點心。粵式點心的特點是選料廣泛，製作精細，花式繁多，鹹甜兼備，口味清新。各款點心都講究色澤和諧，造型各異，相映成趣，令人百食不厭（以利保持胃口，維持脾胃後天之本的功能）。富有地方特色的點心小食有：蝦餃、乾蒸燒賣、粉果、泮塘馬蹄糕、蜂巢香芋角、雞仔餅、糯米雞、家鄉鹹水角和各種餡料的腸粉等。

中醫有「藥食同源」之說，坊間也有「一方水土養一方人」之說，精美的粵菜及粵式點心正正養潤着廣東及香港人，促進廣東及香港人的繁衍、昌盛，也為中醫藥膳食療打下很好的基礎，使藥膳食療發揮更好的作用。

杞子

枸杞子，是無湯不歡的香港人家中必備之品。用枸杞子搭配其他常用藥材更是廣東老火湯的主角。近年來，香港不少酒家都推行養生食療，常以杞子入饌，製作出精美的菜餚和各式甜品，如杞子冬瓜瑤柱火腿羹、杞子桂花糕等。甚至女性養顏，在花茶中也常加入枸杞子。

藥材 ID

別名：枸杞菜、紅珠仔刺、牛右力、枸牙根。

【性味歸經】

性平，味甘，歸肝、腎經

【功效主治】

具有滋補肝腎、益精明目的功效；主要調治肝腎陰虛所導致的腰膝痠軟，頭暈，眼矇眼花，眼乾澀或易流淚，口乾口渴，遺精等。

臨床常用於糖尿病、高脂血症、脂肪肝、高血壓、易脫髮、易疲倦、男女更年期綜合症、癌症化療後血細胞降低等患者。

現代醫學研究表明杞子中含有豐富的枸杞多糖、脂肪、蛋白質、游離氨基酸、牛磺酸、甜菜鹼、維他命 B_1、B_2、C、E，特別是類胡蘿蔔素含量很高。

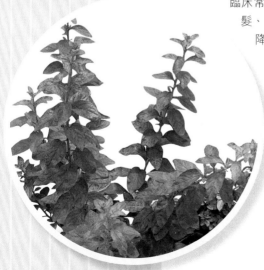

降血糖	主要應用於糖尿病。實驗證明，枸杞能明顯降低糖尿病的血糖，升高血清胰島素水準，修復受損傷胰島細胞和促進胰島 β 細胞的再生。	健腦	主要應用於中風、腦退化症、缺氧缺血性腦損傷等。枸杞可減輕腦水腫，改善大腦功能狀態。
降血脂	主要應用於高脂血症、脂肪肝。動物實驗證明，枸杞多糖能顯著降低血清膽固醇及三酸甘油酯含量。	抑菌	主要應用於多種細菌感染性疾病，如感染性皮膚病等。研究發現，枸杞浸出液對金黃色葡萄球菌、表皮葡萄球菌等 17 種細菌均有較強的抑菌作用。
降血壓	主要應用於高血壓等。枸杞多糖可降低血壓，降低血漿及血管中丙二醛、內皮素含量，增加降鈣素基因相關肽的釋放，防止高血壓形成。	對抗鉛	主要應用於鉛中毒。研究發現，枸杞水煎劑能顯著對抗鉛，抑制遲發型變態反應和降低抗體效價。
護肝	主要應用於脂肪肝、肝硬化等。枸杞對大劑量飲酒造成的肝損傷具有保護作用。可促進蛋白質合成及解毒作用，恢復肝細胞的功能，並促進肝細胞再生。	保護生殖系統	主要應用於男女更年期綜合症、不育症等。研究表明，枸杞多糖通過促性腺激素作用促進垂體分泌性腺激素，對男女生殖細胞具有明顯的保護作用。
消除疲勞	主要應用於疲勞綜合症等。枸杞多糖能夠通過增加能量物質的儲備，為身體提供更多的能量來達到抗疲勞的目的。	影響造血系統	主要應用於白細胞減少等。有研究表明，枸杞可促進造血功能的恢復；因此，臨床上可以考慮與化療藥物合用，預防和緩解白細胞減少症。
抗腫瘤	主要應用於預防及治療多種癌腫。枸杞具有明顯的抗誘變作用，既可預防、減少體細胞的癌變，又可保證人類生殖細胞和胚胎細胞的正常生長，減少遺傳病、畸形的發生。	保護眼睛	枸杞含有大量的胡蘿蔔素，進入人體後可在酶的作用下，轉化成維生素 A，維生素 A 向來被稱為保護眼睛、防止視力退化的特效維生素。
延緩衰老	主要應用於早衰綜合症等。枸杞多糖在體外可直接清除羥自由基，並能抑制自發或由羥自由基引發的脂質過氧化反應而延緩衰老。		

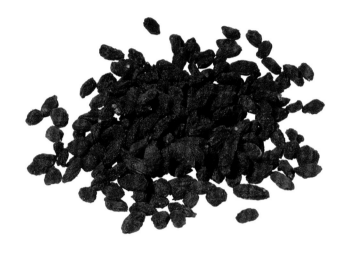

注意事項

杞子雖然性平,且具有很好的滋補和治療作用,但食用過多也會有助火戀邪之弊;所以患有高血壓、性情太過急躁的人,或平日大量攝取肉類導致面泛紅光的老饕們,以及正在感冒發熱、身體有炎症者不宜食用。此外,脾虛泄瀉之人不宜多食。

經典食療方

杞菊茶

枸杞 10 克,菊花 6 克,焗茶服用。

具有養肝清肝的功效,主要用於春夏季肝虛及肝熱所致視力減退,眼矇目乾等。

杞子淮山紅棗瘦肉湯

枸杞 10 克,淮山 20 克,紅棗 4 粒,瘦肉 200 克,煲湯服用。

具有益氣養血的功效,主要用於四季氣血虛弱所致抗病能力差,消化功能欠佳,疲倦乏力,咽乾氣短等。

枸杞紅棗粥

枸杞 10 克,紅棗 6 粒,粳米 50 克,小米 50 克,煮粥服用。

具有養血潤膚的功效,主要用於秋季陰血虛少所致膚乾無華,視力減退,頭暈眼花等。

圓杞北芪煲雞

枸杞 10 克,桂圓肉 15 克,北芪 15 克,雞 200 克,煲湯服用。

具有益氣養血的功效,主要用於冬季氣血虛弱所致的抗病能力差,疲倦乏力,氣短聲低等。

栗子杞子淮山粥

鮮淮山 150 克,栗子肉、紅蘿蔔各 50 克,粳米、小米、核桃仁各 30 克,乾冬菇 10 克,杞子 5 克。

具有健脾胃,益肝腎的功效。主要用於脾胃虛弱者耳聾、視物不清。

實用錦囊

Q1 杞子有哪些食用方法？

一般認為，杞子的食法有以下四種：

1. 鮮食。新摘的杞子晶瑩紅潤，汁濃充盈，咀嚼味甘潤口，每天可食 10 克左右。具有滋肝腎之陰，
   為平補腎精肝血之效。
2. 將杞子烹調入菜。
3. 將杞子單獨或加入複方，遵醫囑煎服。
4. 置酒中浸泡。

Q2 杞子怎樣有效保健配伍？

杞子通常的配伍與保健功效如下：

配菊花：	用於肝腎虛損之眼花眼矇，有明目之功。
配熟地黃：	相須為用，共用於肝腎陰虧之腰膝痠軟，月經不調，遺精，早衰之候；亦可用於肝腎精血不足之頭暈，耳鳴，二目昏花等。
配女貞子：	用於肝腎精血不足之頭昏目眩，視物不清或暴盲，鬚髮早白，腰膝痠軟等。
配菟絲子：	合用治腎精不足，肝血虧損之二目昏花，視瞻昏眇，遺精早洩，頭昏耳鳴，腰痛。
配何首烏：	平補肝腎，益精補血，烏髮強筋。
配麥冬：	用於熱病傷陰，陰虛肺燥，消渴癉中之候，有協調作用。
配黃精：	可滋陰補血，杞子助黃精養陰潤肺，黃精助杞子滋補陰血。

Q3 如何選購杞子？

選購杞子要一看二聞三嚐，以顏色鮮紅、飽滿、均勻、肉厚、質軟者為佳。

1. 看色澤。品質較好的杞子，果實呈紡錘形或橢圓形，兩端較小，略
   壓扁，表面鮮紅色至暗紅色，有不規則皺紋，略具光澤。頂端有凸
   起的花柱痕，基部有白色的果梗痕。果皮柔韌，果肉柔軟，內含多
   數淺黃棕色扁腎形種子，味甜。假「杞子」的果實為圓球形，表
   面暗棕色或黃棕色，果皮稍硬，半透明，可見到裏面的種子較大而
   多，味酸。
2. 聞氣味。沒有異味和刺激的感覺就可以選擇。
3. 嚐味道。如口感甜潤，無苦味、澀味，則為正品。用鹼水處理過的
   杞子有苦澀感。

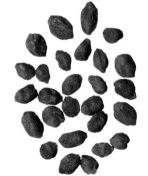

Q4 如何貯藏杞子？

杞子置陰涼乾燥處，防悶熱，防潮，防蛀。

Q5 杞子入饌需要注意什麼？

杞子的食用方法很多。

- 杞子除作煲湯外，焗水也可以焗出其功效，煲湯時約半小時左右便可出味，煮太久會令味道變酸。杞子煮前要先用水浸，以洗去硫磺等防腐物質。
- 優質的杞子，味道帶甜，適宜做甜品，如杞子桂花糕。
- 枸杞的莖枝粗硬不可吃，只吃菜葉；但煲湯卻是菜味甘濃，功效更明顯，因此滾湯一定要連梗一起煮。至於有機枸杞，因沒放農藥，採取天然種植的方法，比一般枸杞種植需更長時間，菜味更甜，纖維更豐富。
- 農家更有將枸杞葉曬乾作茶葉用（或將整株枸杞菜連梗剪碎曬乾），隨時泡茶或煎水飲，有清理肝、腎、肺火的功效，對風火牙痛及偏頭痛者有療效。

Q6 西杞是如何分級的？

西杞主要有三個級別。主要以重量及味道情況來分，如：

一等 每 50 克 370 粒以內。糖質多，味甜。
二等 每 50 克 580 粒以內。糖質多，味甜。
三等 每 50 克 900 粒以內。糖質較少，味甜。

無論哪一級別，均需橢圓形或長卵形。果皮鮮紅，紫紅或紅色。質柔軟滋潤。且無油果、雜質、蟲蛀、霉變。

Q7 如何控制杞子的用量？

一般說來，健康的成年人每天吃 20 克左右的杞子比較合適；如果想起到治療的效果，每天最好吃 30 克左右，熱體質的人減半食用。動物實驗證明，杞子是安全的食物，裏面不含任何毒素，可以長期食用。

Q8 杞子有品種之分嗎？

主要分西杞、津杞兩種。

西杞 主產寧夏，甘肅有少量生產。呈橢圓形或紡錘形，略壓扁，長 1.5-2 厘米，直徑 4-8 毫米。表面鮮紅色至暗紅色，略有光澤，一端有白色果柄痕。以粒大、肉厚、種子少、色紅、質柔軟者為佳。

津杞 又名津血杞、杜杞子。主產河北，河南、陝西、四川、山西、江蘇等地亦產。呈橢圓形或圓柱形，兩端略尖，長 1-1.5 厘米，直徑 3-5 毫米。表面鮮紅色或暗紅色，無光澤。以粒大、肉厚、種子少、色紅、質柔軟者為佳。粒小、肉薄、種子多、色灰紅者質次。

Q9 服用杞子時如何避免脾虛濕盛的不良影響？

在服用杞子的同時，加服茨實、蓮子、淮山、茯苓等健脾祛濕之品，可盡量減少脾虛濕盛的不良影響。

Q10 既有肝虛，又有肝熱的眼矇眼澀通常如何以杞子進行配伍調理？

可用杞子 6 克，配菊花 6 克，花旗參 6 克，滾水焗茶服。每日 2-3 次，連服 2-3 天。

調養肝腎

杞菊飲

茶

適用於肝腎陰虛之經行眩暈。

醫師點評
杞子可補肝腎，益精
血，止頭暈；菊花具有
疏散頭風的功效。

材料：
杞子 15克
菊花 6克

做法：
❶ 將杞子、菊花洗淨。
❷ 一同放入砂鍋內，加適
量水，煎約20分鐘取
汁，即可飲用。

食用：代茶飲。

❗ 本方補益肝腎的作
用遜於上方，較適合用
於體虛並感風熱之經行
頭暈。

茶 益氣養血，和中降脂

人參杞子飲

適用於氣血虛弱、血脂偏高之脂肪肝。

醫師點評 人參可促進骨髓造血功能，具有益氣生血的功能。杞子可促進骨髓的造血功能，除了有護肝及恢復肝細胞的功能，及促進肝細胞再生之外，還可以降血脂及抗動脈粥樣硬化。

材料：生曬參2克，杞子30克。

做法：

❶ 生曬參和杞子洗淨，放入砂鍋。
❷ 加適量水，用大火煮滾，再改用小火煮40分鐘。

食用：代茶飲。

 感冒發燒不宜服用。

茶 補腎益精

五子補腎茶

適用於腎精虛損型骨質疏鬆症。

醫師點評 菟絲子、杞子、覆盆子合用具有補腎益精壯骨的功效；車前子利尿通下，五味子收斂益腎，一通一斂，使此茶補而不滯，通不傷正。

材料：菟絲子、杞子各250克，覆盆子120克，車前子60克，五味子30克。

做法：

❶ 將上述材料共研為細末，分成數十份，每份約10克。
❷ 每天1份用滾水沖泡。

食用：代茶頻飲。

 腎虛有火者不宜服用。

茶 養腎生髮

生髮黑豆湯

適用於肝腎虛弱所致的脫髮患者。

醫師點評 黑芝麻具有補肝腎，益精血，烏鬚髮的功效；黑豆具有補腎烏髮的功效；杞子補肝腎，益精血，養鬚髮；黑糖活血養血，對頭髮生長有間接保養作用。

材料：黑芝麻、黑豆各30克，杞子12克，黑糖20克。

做法：

❶ 黑芝麻、黑豆、杞子洗淨。
❷ 同置鍋內，加適量水煮約1小時，加入黑糖，連湯渣同食。

食用：每天1次，連飲60天。

 濕重痰多者不宜多服用。

茶 調養肝腎，清熱益氣

杞子洋參茶

適用於慢性虛熱型泌尿系感染，兼有尿熱尿急、腰痠、舌紅少苔、脈細數者。

醫師點評 身體虛弱，抵抗力及自我調節功能下降，而易導致身體某些部位出現炎症，此現象中醫稱為「虛火上炎」。杞子主要用於補益肝腎之陰虛，以抑制肝腎虛火的上炎；花旗參益氣生津，清熱降火，以加強杞子降虛火的作用；冰糖清潤生津。

材料：杞子30克，花旗參5克，冰糖15克。

做法：

❶ 杞子、花旗參分別揀去雜質，洗淨；花旗參切成片。
❷ 同放入砂鍋，加適量水，浸泡片刻後，大火煮滾。加冰糖，改用小火煎煮30分鐘，即成。

食用：當茶飲。上、下午分飲。

 本方主要用於虛熱型泌尿系感染。不適宜用於濕熱型泌尿系感染，而出現尿頻尿急尿痛，舌紅苔黃膩者。

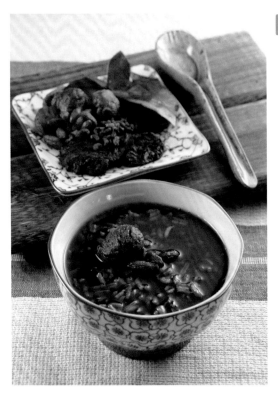

杞子桂圓粥

主要用於肝腎不足，陰血虛少所致的面色萎黃及血脂偏高者。

醫師點評 杞子補肝腎，養陰血；桂圓肉養血安神；山楂活血降脂；菊花清肝明目；青果清熱解毒，利咽生津；大米和胃生津。

材料：杞子15克、桂圓肉15克、山楂15克、菊花10克、青果6克、大米60克

做法：
① 將各材料洗淨備用。
② 除大米之外的材料放入煲中，放適量水開大火燒滾後，轉中火煲半小時，去渣取汁。
③ 放入洗淨的大米，煮成粥。

食用：每天1劑，分2次飲。

⚠ 本方主要用於肝腎不足，陰血虛少所致的面色萎黃及血脂偏高者。如兼有濕熱重者不適宜服用。

杞子銀花粥

主要用於肝火上炎所致的慢性眼結膜炎。

醫師點評 杞子有滋補肝腎、明目的功效，並有滋潤眼睛，預防眼部發炎的作用；野菊花、決明子具有清肝明目的功效；銀花、生甘草均有清熱解毒的功效，並有明顯的抗炎作用；大米和胃生津。

材料：杞子、野菊花、決明子各10克，銀花15克，生甘草3克，大米60克。

做法：
① 將各材料洗淨備用。
② 除大米之外的材料放入煲中，放適量水開大火燒滾後，轉中火煲半小時，去渣取汁。
③ 放入洗淨的大米，煮成粥。

食用：上、下午分飲。

⚠ 本方主要用於肝火上炎所致的慢性眼結膜炎。脾胃虛寒之腹瀉者不宜多飲。

桑菊杞子決明粥

適用於肺熱肝火型頭痛頭暈，視物模糊，口苦咽乾，心煩失眠，顴部潮紅等。

醫師點評 杞子可補肝腎，益精血，止頭暈；桑葉、菊花均可清肺肝之熱，桑葉還可潤燥；決明子具有清肝明目的功效；大米和胃生津。

材料：桑葉、菊花、杞子各9克，決明子6克，大米60克。

做法：
① 將各材料洗淨備用。
② 除大米之外的材料放入煲中，放適量水開大火燒滾後，轉中火煲半小時，去渣取汁。
③ 放入洗淨的大米，煮成粥。

食用：分早、晚2次飲，或頻頻飲之。

⚠ 脾胃虛寒之腹瀉者不宜多食本方。

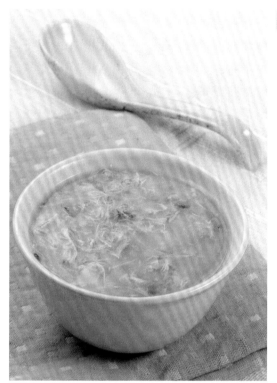

湯 益氣養血,升提血壓

人參杞子大補雞

適用於氣血兩虛型低血壓症。

醫師點評 母雞具有補虛填精,健脾益氣的功效;白參可益氣生血;杞子可補肝腎,益精血;冰糖清潤生津。

材料:母雞1隻,白參、杞子各10克,冰糖適量。

做法:

❶ 將雞洗淨,去腸(保留心、肝),先放砂鍋內,加入適量水,大火煮滾,改小火燉至雞熟,去掉雞骨。

❷ 將白參切細末,杞子搗細如泥,再加適量冰糖,與雞共燉至糊狀,即成。

食用:佐餐食用。

> ❗ 本方用於氣血虛弱型之低血壓症。如出現肝陽上亢的高血壓者不宜多服用。

湯 補養肝腎

杞子淮山烏雞湯

適用於肝腎虧損之糖尿病患者,症見頭暈目昏、視物不清、腰腿疼痛、夜尿頻數者。

醫師點評 烏雞及杞子可益氣血、補肝腎;淮山可有健脾補腎的功效;薑可調味和中(調和脾胃以助消化)。

材料:杞子、淮山各30克,烏雞肉60克,薑2片,鹽適量。

做法:

❶ 烏雞肉洗淨,汆水。

❷ 將杞子、淮山、薑片洗淨。

❸ 雞肉、杞子、淮山、薑片一同放入砂鍋內,加適量水煮至雞肉熟,下鹽調味。

食用:佐餐食用。

湯 健脾益氣,養肝補腎

淮山杞子燉乳鴿

適用於脾胃虛弱、肝腎不足者之耳鳴耳聾、視物模糊、胃口欠佳。

醫師點評 鴿益氣血,補肝胃;淮山配杞子可健脾益氣,補益肝腎以達到聰耳明目的效果。

材料:光乳鴿2隻,淮山15克,杞子10克,上湯適量。

做法:

❶ 乳鴿洗淨,將頭、腳各斬一刀屈折向鴿身。

❷ 將2隻鴿排在一個湯碗中,加淮山、杞子,再放入上湯,蓋好並封口放進鍋中。

❸ 隔水,用大火燉至熟爛取出湯碗,即成。

食用:佐餐食用。

> 肝火上火之耳鳴耳聾、視物模糊不宜服用。

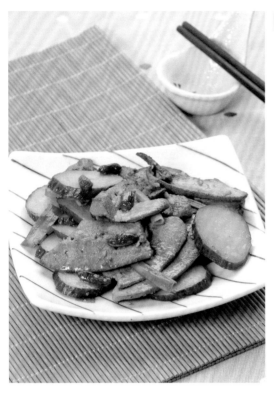

調養肝腎，益精烏髮

首烏豬膶片

適用於頭髮乾枯、早白、早脫。

醫師點評 製首烏配杞子具有補肝腎、益精血、烏鬚髮作用；豬膶（豬肝）養血潤髮；青瓜清熱養顏。

材料：製首烏60克，杞子15克，豬膶片200
　　　克，青瓜200克，鹽適量。

做法：

❶ 製首烏粉碎為粉末，加水300毫升熬至約100毫升濃汁，放入豬膶片泡3小時。

❷ 青瓜洗淨，切片；杞子洗淨，發好。

❸ 燒熱油鑊，放豬膶片過油。

❹ 另燒熱油鑊，爆香蔥、薑茸，倒入青瓜片、少許首烏濃汁、豬膶片、杞子，快速翻炒3-5分鐘，下鹽即成。

食用：每週宜食用2-3次。

❗ 脾虛腹瀉者不宜服用。

小菜 調養肝腎，健脾祛濕

杞子大棗蒸鯽魚

適用於肝脾腎虛型慢性腎炎及腎病綜合症，見有饑而不食、氣血不足、精神倦怠、水腫、小便不利等。

醫師點評 鯽魚健脾益氣，利水消腫；杞子配大棗具有補肝腎、健脾胃、益精血的功效。

材料：鮮鯽魚1條（約250克），杞子25克，大棗10粒，蔥茸、薑茸、上湯、鹽各適量。

做法：

❶ 杞子、大棗分別揀去雜質，洗淨，大棗去核。

❷ 鯽魚去鱗、鰓及內臟，入滾水燙一下，用溫水略洗。

❸ 將杞子、大棗納入魚腹，放入蒸碗，加上湯、蔥茸、薑茸及少許鹽，入籠屜，用大火蒸20分鐘即成。

食用：佐餐食用。

❗ 糖尿病患者需減少大棗用量。

小菜 健脾補腎，養肝明目

三子雞翼

適用於脾腎虛弱型慢性腹瀉，以及肝虛眼矇目澀。

醫師點評 雞翼、栗子、蓮子合用可健脾補腎、收斂止瀉；杞子養肝明目。

材料：雞翼10隻，栗子250克，蓮子50克，杞子30克，蔥、薑、生抽、胡椒粉、生粉、麻油、鹽各適量。

做法：

❶ 栗子去殼，洗淨；蓮子浸軟，去芯，洗淨；杞子洗淨。雞翼洗淨，用生抽略醃，入油鍋炸呈金黃色，撈起。

❷ 起油鑊，爆香蔥、薑，加適量水、生抽、胡椒粉，煮滾後放入雞翼、蓮子、栗子、杞子，小火煮熟，生粉芶芡，淋麻油，下鹽即可。

食用：佐餐食用。

❗ 脾腎虛弱者宜少食多餐，避免大補出現胃滯現象。

百合

百合善於清潤，又稱為「清潤之王」，香港人喜歡用百合配合其他材料煲湯或煲糖水。百合是藥食同用之良品，能夠潤肺止咳，清心安神，涼血止血。常用於肺癆久咳，咳唾痰血，心悸怔忡，失眠多夢，煩躁不安，心痛，喉痹，胃陰不足之胃痛，二便不利，浮腫，身痛等。

藥材 ID

【性味歸經】

性味甘，微寒；歸肺、心經。

【功效主治】

養陰潤肺，清心安神。適用於燥熱咳嗽，陰虛久咳，勞嗽痰血，虛煩驚悸，失眠多夢，精神恍惚等。現代醫學研究認為，百合有增加外圍白血球，提高淋巴細胞轉化率和增強體液免疫功能的作用，抗癌效果明顯，故臨床常用於多種癌症的調治。

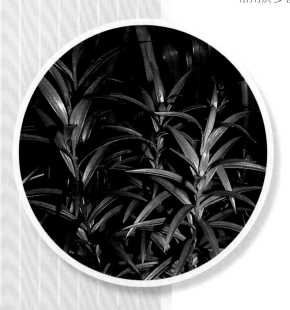

藥理作用

化痰止咳平喘	主要應用於陰虛肺燥之乾咳少痰者。實驗結果表明，百合可通過增加氣管分泌而起祛痰作用。百合可對抗組胺引起的蟾蜍哮喘。
保護胃黏膜	主要應用於胃陰不足之胃痛、胃脹，食慾欠佳。百合中含有果膠及磷脂類物質，服用後可保護胃黏膜。
抗疲勞、抗過敏	主要應用於氣陰虛弱之疲倦乏力，口乾咽燥者。百合中含有多種營養物質，如礦物質、維他命等，這些物質能促進身體營養代謝，使身體抗疲勞、耐缺氧能力增強。
耐缺氧作用	主要應用於陰虛內熱之心悸怔忡、心痛者。實驗結果表明，百合水可延長異丙腎上腺素所致耗氧增加的缺氧存活時間。還可明顯延長甲狀腺素所致「甲亢陰虛」動物的常壓耐缺氧存活時間。

鎮靜作用	主要應用於陰虛內熱所致失眠多夢、煩躁不安等。百合中含有百合貳，有鎮靜和催眠的作用。試驗證明，每晚睡前服用百合湯，有明顯改善睡眠作用。
輔助治療痛風發作	主要應用於痛風屬於陰虛內熱者。百合含有豐富的秋水仙鹼，可用於痛風發作關節痛的輔助治療。秋水仙鹼不影響尿酸的排泄，而是通過抑制白血球的活動及巨噬細胞的作用，減少尿酸形成的尿酸鹽沉積，起迅速減輕炎症、有效止痛的作用，對痛風發作所致的急性關節炎症的輔助治療作用。
影響免疫功能	主要應用於氣陰虛弱而另感染細菌、病毒等者。百合中的蛋白質、氨基酸和多糖可提高人體的免疫力。實驗結果表明，服用百合水能顯著增強身體活力，同時外周血白細胞數明顯增加。並可顯著促進脫氧核糖核酸和核糖核酸的合成，淋巴細胞存活率也提高。
抗癌	主要應用於陰虛內熱而易患癌腫者。實驗結果表明，百合中所含秋水仙鹼能抑制癌細胞的增殖。現代藥理研究證實，百合對肉瘤、宮頸癌有較強的抑制作用。食用百合有助於增強體質，抑制腫瘤細胞生長，緩解放療反應。

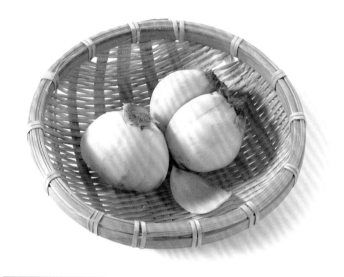

經典食療方

太子參百合燉雪耳

百合、太子參各 15 克，雪耳
12 克，冰糖適量。煲糖水食用。

具有益氣養陰，清熱潤燥的功
效，主要用於氣陰兩虛型慢性
疲勞症及白血病等。

百合川貝飲

百合 30 克，川貝粉 3 克，蜂蜜
20 克。煲代茶飲。

具有潤肺止咳，寧心安神的
功效，主要用於肺燥型慢性
咳嗽等。

百合蜂蜜湯

乾百合、核桃仁各 50 克，蜂蜜
適量。煲代茶飲。

具有潤肺補腎的功效，主要用
於肺腎兩虛之慢性咳嗽等。

百合綠豆白茅根粥

百合、綠豆各 50 克，白茅根、
大米各 100 克，黃糖適量。煲
粥飲用。

具有清熱解毒，涼血止血的
功效，主要用於陰虛內熱型
鼻出血。

百合蓮子番薯粥

蓮子、百合各 30 克，番薯 150
克，小米 50 克，冰糖、蜂蜜各
適量。煲粥飲用。

具有健脾和胃，潤肺安神的功
效，主要用於失眠、心悸、怔
忡等。

實用錦囊

Q1 百合有哪些食用方法？

百合可用於燉、燒、蒸、煮、做湯、煲粥、調餡，或用鮮品拌、炒食用，味道醇香甜美。

Q2 百合如何入饌？

百合營養豐富，且具有很好的藥用價值。中醫認為乾品百合磨粉煮食，有滋補營養之功。鮮品百合有鎮靜止咳作用，適用於體虛肺弱、肺氣腫、肺結核、咳嗽、咯血等症。食療上建議選擇新鮮百合為佳。百合作為藥食兼優的滋補佳品，四季皆可應用，但更宜於秋季食用。百合以滋補為主，食多易導致氣滯，故不宜多食。

Q3 鮮百合的選購要點是什麼？

百合以鱗片大小分為大百合、小百合（米百合）兩種，大百合長 3-5 厘米，小百合長 2-3 厘米。百合以鱗片均勻肉厚，色黃白，質硬、脆，筋少，無黑片、油片為佳。

Q4 怎樣貯藏鮮百合？

鮮百合的貯藏要掌握「乾燥、通氣、陰涼、遮光」的原則。用來貯藏的百合球一定要「充分成熟，含水量低，無病無蟲，沒有傷痕」。種球經過藥劑消毒處理後貯藏，可減少腐爛。

Q5 怎樣貯藏乾百合？

乾百合富含澱粉，易蟲蛀、受潮生霉、變色。吸潮品表面顏色變為深黃棕色，質韌回軟，手感滑潤，敲之發聲沉悶，有的呈現霉斑。貯藏期間，發現包裝內溫度過高或輕度霉變、蟲蛀，及時拆包攤晾、通風。蟲情嚴重時，可用磷化鋁等藥物燻殺。有條件的可密封抽氧充氮貯藏。

Q6 作為藥材如何鑑別？

對於品質的要求，傳統經驗認為，以瓣勻肉厚、質硬、筋少、色黃白、味微苦者為佳。如下表：

品種	鱗葉	長寬	色澤質地	氣味
百合	呈長橢圓形，頂端尖，基部較寬，微波狀，向內捲曲。	長 1.5-3 厘米，寬 0.5-1 厘米，厚約 4 毫米。	表面白色或淡黃色，光滑半透明，有脈紋 3-5 條。質硬而脆，易折斷，有的不明顯。斷面平坦，角質樣。	無臭，味微苦。
卷丹	呈圓至扁圓形	長 2-3.5 厘米，寬 1.5-3 厘米，厚 1-3 毫米。	表面乳白色或淡黃棕色，有縱直的脈紋 3-8 條，質硬而脆；易折斷，斷面平坦，角質樣。	無臭，味微苦。

品種	鱗葉	長寬	色澤質地	氣味
山丹	呈卵圓形	長約 5.5 厘米，寬約 2.5 厘米，厚至 3.5 毫米。	色較暗，脈紋不太明顯。	無臭，味微苦。
川百合	寬卵形至卵形	長 2.5-5 5 厘米，寬約 1.2 厘米，厚 1-3 毫米。	白色，層紋不明顯。	無臭，味微苦。

Q7 百合花與百合有什麼關係？可否入饌？

二者雖都是百合，但不是同一品種。百合花為百合科植物百合等的花蕾，主要用來觀賞。百合為秋季採挖之鱗莖，可鮮用或開水燙後曬乾備用，鱗莖含豐富澱粉質，部分更可作為蔬菜食用，在中國，食用百合具有悠久的歷史，而且中醫認為百合性微寒，具有潤肺、清火、安神的功效，花、鱗狀莖均可入藥，是一種藥食兼用的花卉。主要培育用來食用及藥用的百合，其鱗莖肥大口感好。

Q8 百合怎樣有效保健配伍？

百合通常的配伍與保健功效如下：

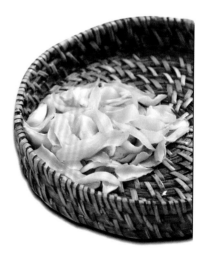

配款冬花：	具有潤肺止咳的功效，適用於肺虛燥咳，久嗽不止。
配天冬：	具有潤肺滋胃之功，適用於乾咳少痰，口乾咽燥，胃口欠佳。
配雞子黃：	具有滋陰潤燥，寧神定志的功效，適用於睡眠不寧。
配知母：	具有潤肺清熱，寧心安神之功效，適用於陰虛或溫熱病後餘熱未消，以致頭昏，心煩不安，失眠等症；
配地黃：	具有清心安神的功效，適用於熱病後餘熱未清，精神恍惚，行止坐臥不安。
配冬花：	具有潤肺止咳的功效，適用於勞嗽喘咳不已。

Q9 百合主要產自於何地區？

全國大部分地區均產，主產於湖南、浙江、江蘇、陝西、四川等地。

Q10 通常百合的用量是多少？

通常成人每次內服的用量是 10-30 克。

潤肺利咽，潤腸通便

百合香蕉糖水 糖水

適用於陰虛內熱之咽乾聲嘶、乾咳無痰之慢性咽炎，以及大便乾硬不暢。

醫師點評

百合具有養陰潤肺，清心安神的功效；香蕉可清熱生津，潤腸通便；冰糖潤肺止咳。

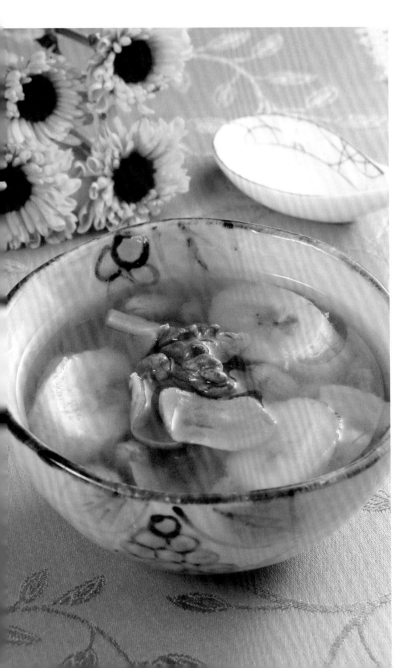

材料：

百合 15克
香蕉（去皮）.................2隻
冰糖 .... 適量

做法：

❶ 百合洗淨。

❷ 與香蕉肉、冰糖加適量水，同燉約2小時，加冰糖飲用。

食用：飲汁。

⚠ 糖尿病人不宜多服；香蕉鉀偏高，血鉀偏高者不宜服。

糖水 益氣養陰,養心益智

百合大棗雞蛋湯

適用於氣陰虛弱所致小兒過度活躍症及記憶力差。

醫師點評 百合具有養陰潤肺,清心安神的功效;雞蛋可健腦益智、滋陰潤燥;大棗益氣養血,養心安神;砂糖可養陰潤燥。

材料:乾百合20克(或鮮百合60克),雞蛋1隻,大棗4粒,砂糖適量。

做法:
1. 乾百合溫開水浸泡1小時,撈出。
2. 百合、大棗放入鍋內,加適量水共煮30分鐘,加糖,再煮10分鐘後打入雞蛋稍煮即可。

食用:佐餐食用。

 糖尿病人不宜多服。

糖水 養心安神,健脾補血

百合桂圓糖水

適用於心脾兩虛之易心跳心慌,月經至時睡眠欠佳、胃口欠佳、氣短乏力等。

醫師點評 百合、桂圓肉、大棗合用既可健脾益氣,又可養心血而安神;冰糖養陰和胃,以助睡眠。

材料:乾百合、桂圓肉各30克,大棗20克,冰糖適量。

做法:
1. 將乾百合用水泡發,與洗淨的桂圓肉、大棗一同放入砂鍋中。
2. 加適量的水,煮至乾百合綿軟,加冰糖調味,即成。

食用:睡前飲湯吃乾百合、大棗、桂圓肉,每週飲用1-2次,可經常食用。

糖尿病人不宜多服。

糖水 補益心腎,降壓降脂

百合核桃糖水

適用於心腎陰虛之高血壓、血脂高等。

醫師點評 百合具有養陰潤肺,清心安神的功效;核桃仁補腎益腦;山楂可消脂降壓;甜杏仁可潤腸降脂;冰糖潤肺利尿而幫助降壓。

材料:乾百合、核桃仁、山楂各50克,甜杏仁15克,冰糖10克。

做法:
1. 核桃仁、甜杏仁用滾水浸泡,去皮。
2. 山楂切片;冰糖打碎。
3. 乾百合、核桃仁、山楂片、杏仁、冰糖碎一同入鍋,加適量水,中火煮滾,用小火燉煮20分鐘即成。

食用:每天1次,當早餐食用。

山楂味酸,有胃潰瘍的患者少用。

糖水 養陰潤肺,消食和胃

百合麥芽糖水

適用於陰虛胃弱型之口乾咽燥,胃口欠佳等。

醫師點評 百合與麥芽合用既養陰潤肺,又可幫助消化功能;紅糖具有益氣養血,健脾養胃的功效。

材料:乾百合50克,麥芽30克,紅糖20克。

做法:
1. 麥芽洗淨,去雜質,與洗淨的乾百合一同放入燉鍋內。
2. 加水適量,用大火煮滾,再用小火燉煮30分鐘,加紅糖攪溶即成。

食用:代茶飲用。

糖尿病人不宜多服。

百合生地茶

適用於陰虛內熱之口苦咽乾、乾咳少痰、心煩失眠。

醫師點評 百合與生地合用可養陰潤肺、清心安神，較適合用於肺燥咳嗽，以及陰虛火旺、內擾心神的心煩失眠等。

材料：百合10克，生地6克，花茶1克。

做法：

❶ 將百合、生地洗淨。

❷ 百合、生地放入鍋內，加適量水，取其煎煮液300克泡花茶，飲用。

食用：代茶飲。

⚠ 脾虛濕重者不宜服用。

百合煮雞蛋

適用於陰虛型之乾咳少痰、心神不寧等慢性支氣管炎。

醫師點評 百合具有養陰潤肺，清心安神的功效；雞蛋黃滋陰益腦、且有一定的清熱降火的功效。

材料：鮮百合7個，雞蛋黃2隻。

做法：

❶ 將鮮百合用水浸1夜，洗淨。

❷ 另取淨水400毫升煮百合至200克，去渣後打入雞蛋黃，攪勻。

食用：每天飲用1次。

⚠ 膽固醇偏高者少服用雞蛋黃。

百合覆盆子茶

適用於陰虛內熱、心腎不交之睡眠不安、夜尿頻、遺精等。

醫師點評 百合與覆盆子合用既可養陰降火，幫助陰虛內熱睡眠不安者，又可交通心腎以助睡眠。

材料：乾百合30克，覆盆子15克。

做法：

❶ 將乾百合、覆盆子洗淨。

❷ 一同放入鍋中，加適量水，煮約30分鐘，即成。

食用：代茶飲。

⚠ 風寒咳嗽、脾胃虛弱、大便溏薄者不宜多食。

雙百雪梨菠菜飲

適用於口乾咽燥、乾咳少痰之慢性咳嗽。

醫師點評 雪梨、菠菜根、百合、百部合用主要潤肺以止乾咳，且可清肺之虛熱而生津止渴。

材料：雪梨1個，菠菜根、百合各30克，百部12克。

做法：

❶ 將雪梨洗淨，去核，切塊；菠菜根洗淨，切段。

❷ 與洗淨的百合、百部一同入鍋，加適量水，煎湯，煮滾後改小火再煮40分鐘即成。

食用：不拘時飲用。

⚠ 濕痰咳嗽者不宜服用。

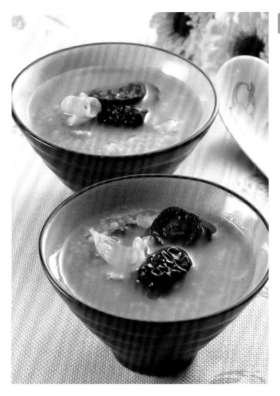

粥 降脂化瘀，養心安神

山楂大棗百合粥

適用於高脂血症、動脈硬化症、冠心病之初期。

醫師點評 百合與大棗合用可有養心安神的功效；山楂可有降脂化瘀的功效；大米、小米及蜂蜜合用可健脾和胃以助睡眠。

材料： 山楂10克，乾百合30克，大米、小米各50克，大棗15粒，蜂蜜適量。

做法：
❶ 將山楂、大棗、乾百合、大米、小米分別洗淨，浸泡30分鐘。
❷ 一同入鍋，加水適量，大火煮滾，改小火煮成粥，加蜂蜜調勻。

食用：**晚餐食用，每天1次。**

⚠ 偏濕重體質者不宜多服用。

粥 健脾和胃，潤肺益腎，養心安神

八寶粥

適用於失眠、疲倦乏力、肢體酸重、虛腫、泄瀉、口渴、咳嗽少痰。

醫師點評 百合具有養陰潤肺，清心安神的功效；芡實、薏苡仁、白扁豆合用可健脾益腎以助祛濕；淮山可潤肺、健脾、益腎；蓮子、大棗、桂圓合用既健脾益氣，又養心安神。大米健脾和胃。

材料： 芡實、薏苡仁（薏米）、白扁豆、蓮子、淮山、大棗、桂圓、百合各6克，大米150克。

做法：
❶ 材料分別洗淨；大米淘淨，浸泡30分鐘。
❷ 加入適量水，將藥材煎煮40分鐘，倒入大米轉小火，需定時攪拌，待煮腍即可。

食用：**分多次調糖食用，連吃數天。**

⚠ 痰盛咳嗽者不宜服用。

粥 健脾和胃，養心安神

大棗桂圓百合粥

適用於氣血虛弱之疲倦乏力、面色蒼白、口乾食少、心神不寧等。

醫師點評 大棗、桂圓肉、百合三味配合運用既可益氣養血潤燥，又可養心安神；大米健脾和胃。

材料： 大棗10粒，桂圓10顆，乾百合20克，大米50克。

做法：
❶ 將乾百合洗淨，泡發。
❷ 加入洗淨的大棗、桂圓、大米，加適量水，煮為粥即成。

食用：**趁熱食用，每天早、晚各1次。**

⚠ 濕熱體質不宜多服。

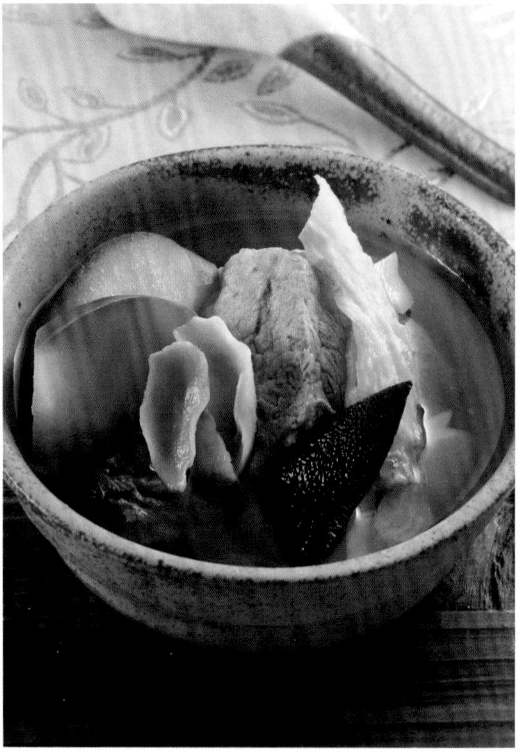

湯 滋陰益氣，止咳安神

玉合蘋果豬肉湯

適用於氣陰兩虛之氣短咽乾、乾咳少痰、失眠等。

醫師點評 豬肉滋陰益氣；陳皮健脾理氣；玉竹、百合、蜜棗、大蘋果合用既可潤肺止咳、又可養心安神。

材料：玉竹、百合各30克，蜜棗5粒，陳皮1塊，大蘋果3個，豬肉250克，鹽適量。

做法：

❶ 全部材料洗淨（鹽除外）。陳皮浸軟，去瓤；蘋果去核、切塊；豬肉切塊，汆水。

❷ 再將藥材及蘋果放入砂鍋，加適量水，煮滾時加入豬肉，中火煮約2小時，下鹽調味。

食用：食肉飲湯。

❗ 濕痰咳嗽者不宜多服用。

湯 養陰潤膚，生髮烏髮

百合芝麻羹

適用於陰虛體質之皮膚乾燥、頭髮花白等。

醫師點評 百合具有養陰潤肺，清心安神的功效；黑芝麻補肝腎、益精血、烏鬚髮；砂糖可養陰潤燥。

材料：乾百合20克，黑芝麻15克，砂糖適量。

做法：

❶ 將芝麻炒香研成細末，百合洗淨，浸軟。

❷ 百合放入鍋內，加適量水，以大火煮滾，改用小火慢慢煮熟後加入芝麻粉和砂糖，攪勻。

食用：每天早、晚食用，每次食用1小碗。

❗ 陽虛體質者不宜多服用。

小菜 益氣養陰，養心定神

百合蓮子燜肉

適用於鼻咽癌手術後及化療、放療後肺胃陰傷者輔助食療。

醫師點評 瘦豬肉滋陰益氣；蓮子與百合配合可有養胃潤肺、養心安神的功效。

材料：蓮子、百合各30克，瘦豬肉250克，葱茸、鹽各適量。

做法：

❶ 將豬肉洗淨，切小塊，汆水。蓮子、百合洗淨。

❷ 將豬肉、蓮子、百合放入鍋中，加水適量，用大火煮滾後，改用中火燜至肉稔熟，加葱茸，下鹽調味。

食用：每天1次，連食5-7天。

❗ 濕重體質不宜多服。

淮山

淮山是一味調養三焦的家常大補品。在上焦方面,可滋養肺陰,能調節呼吸系統的功能。並有助心主血脈的功能,其作用主要發揮在滋潤血脈,能夠防止脂肪積聚在心血管上。在中焦方面,淮山也有健脾補胃的功效,能促進腸胃蠕動,幫助消化以及治療食慾不振等。在下焦方面,可補腎固腎,用於腎虛所致遺精尿頻、帶下清稀等。

藥材 ID

【性味歸經】

淮山性平,味甘。歸脾、肺、腎經。

【功效主治】

淮山具有補脾養胃、生津益肺、補腎澀精的功效,主治脾虛食少、久瀉不止、肺虛喘咳、腎虛遺精、帶下、尿頻、虛熱消渴等。根據《神農本草經》記載:「山藥,久服耳目聰明。」可見淮山可以健腦和增強記憶。淮山還能夠滋養肌膚,具駐顏美容健美之效。

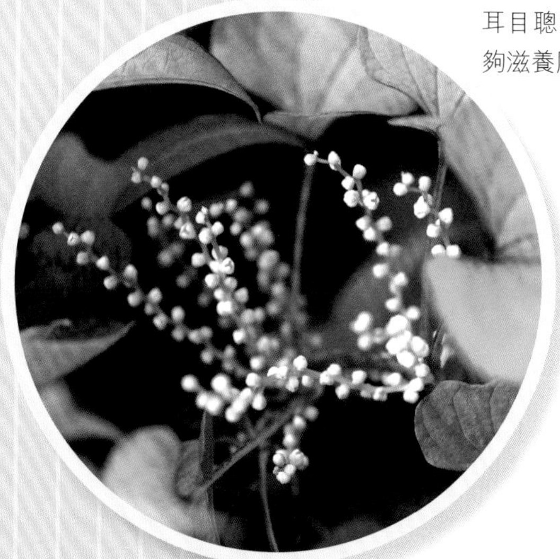

影響血管系統	主要應用於血管梗塞、冠心病。淮山含有黏蛋白、維他命及微量元素，能防止心血管系統脂肪沉積，保持血管彈性。淮山中的多巴胺能擴張血管，令血液循環得到改善。
降血糖	主要應用於糖尿病。動物實驗顯示，淮山對四氧嘧啶引起的糖尿病模型有預防和治療作用。
影響消化系統	主要應用於慢性胃炎、胃潰瘍、便秘、食慾不振。淮山中的澱粉酶、多酚氧化酶等物質能刺激胃腸道蠕動，促進胃腸道內容物排空，能增強小腸的吸收功能。
影響呼吸系統	主要應用於慢性支氣管炎、咳嗽痰喘。淮山的根莖中含有一種抗二苯基苦基肼和羥自由基活性作用的蛋白質，還具有碳酸酐酶活性，調節體內酸鹼平衡，對呼吸系統有重要作用。
護肝	主要應用於脂肪肝。淮山含有的膽鹼具有抵抗肝臟脂肪浸潤的功用，有助預防脂肪肝。

影響免疫系統	主要應用於免疫系統疾病。動物實驗顯示，淮山能有效對抗環磷酰胺的免疫抑制作用，也能增強淋巴細胞轉化率，增加T淋巴細胞數，促進血清溶血素的生成，從而有助調節細胞免疫和體液免疫的功能。
抗腫瘤	主要應用於預防及治療多種癌腫。淮山含有果膠，能增強T淋巴細胞的活性，提高網狀內皮系統的吞噬能力，從而增強免疫能力，抑制腫瘤細胞繁殖。
延緩衰老	主要應用於身體功能減退明顯及類風濕關節炎、硬皮病等。淮山中的黏蛋白能防止結締組織的萎縮，對預防膠原病有一定幫助。淮山含有的氨基酸多達18種，營養價值很高，對老年人有延年益壽的功效。
抑菌	主要應用於手足皸裂、魚鱗病、多種角化皮膚病等。研究發現，淮山中的尿囊素具有消炎抑菌的作用。
養顏	主要應用於美容消皺等。淮山含有維他命B、維他命C、維他命E、氨基酸、膽鹼等，營養價值很高，而當中的主要營養成分薯蕷皂是合成女性激素的先驅物質，具有滋陰和增強新陳代謝的功效，能滋養肌膚。

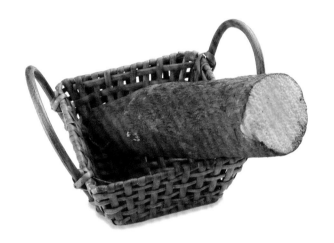

注意事項

❶ 淮山屬補益之品，凡見實熱邪實者不宜服用。

❷ 臨床研究發現，糖尿病患者如過度食用淮山，反而加重了病情，因此淮山治糖尿病多用於配方之中，不宜單獨大量應用。

經典食療方

淮山黑芝麻糊

鮮牛奶 200 毫升，黑芝麻 150 克，冰糖 100 克，粳米 60 克，生切淮山 15 克，玫瑰糖 6 克。煮甜品食。

具有滋補肝腎的功效。適用於肝腎陰虛的慢性肝炎。

桑寄鮮淮山煮雞蛋

鮮淮山、桑寄生各 30 克，紅棗 20 粒，雞蛋 2 隻，冰糖適量。煮甜品食。

具有補血益氣的功效，適用於氣血虛弱的腰膝痠軟、疲倦乏力者。

淮山芝麻湯圓

糯米粉 250 克，生切淮山 50 克，黑芝麻 30 克，白糖 90 克。煮湯丸食。

具有健脾益腎的功效。適用於脾虛食少，骨質疏鬆，頭髮易脫落者。

淮山紅棗瘦肉粥

豬瘦肉、粳米各 200 克，生切淮山、芡實各 50 克，杞子 25 克，花生仁 20 克，紅棗 20 粒，薑、葱、鹽各適量。

具有健脾補腎，澀精利尿的功效，適用於脾腎虛弱之尿頻遺精以及前列腺增生者。

淮山牛肉粥

鮮淮山 100 克，牛肉 100 克，粳米 80 克，薑絲、芫荽碎、鹽各適量。

具有強健筋骨，滋補養血的功效，適用於手術後補血和需傷口修復者。

Q1 淮山有哪些食用方法？

淮山可熟食、素食和用於藥膳，適宜於煮、炸、炒、燉、燴、燒等烹調方法，鹹甜皆宜。淮山還可製成粉，以及置酒中浸泡成不同的藥酒，滋補健體。

Q2 淮山有哪些種類？

淮山是薯蕷的乾燥根莖，通常分為三種。
1. 可新鮮食用的「鮮淮山」。
2. 加工烘乾而成的「毛淮山」：在冬季薯蕷莖葉枯萎後採挖得來，切去根頭和洗淨，除去外皮和鬚根，曬乾或烘乾。
3. 加工烘乾而成的「光淮山」：選取肥大順直的乾燥淮山，放於水中浸泡至無乾心，然後切齊兩端，搓成圓柱形後曬乾。

Q3 如何選購淮山？

「毛淮山」略呈圓柱形，彎曲面稍扁，直徑 15-16 厘米，長 15-30 厘米；表面是黃白或棕黃色，削去外皮後呈淺棕色，有縱皺和鬚根痕；斷面白色，呈顆粒狀或粉狀；重而堅實，不易折斷，無臭、味甘、微酸的為佳。

「光淮山」同樣是呈圓柱形，但兩端齊平，粗細均勻挺直，直徑 1.5-3 厘米，長 9-18 厘米；斷面白色，光滑圓潤，粉性足；以條粗、質堅實、色潔白、乾燥者為佳。

Q4 怎樣分辨淮山的真偽？

偽品淮山多以苴蓿根加工而成，外形跟正品淮山很相似，只能從味覺和粉性去分辨，偽品淮山的粉性較正品淮山的不足，酸味也不及正品般重。

另外，也有以參薯冒充淮山，參薯同樣是薯蕷科植物的乾燥根莖，正品淮山周邊呈白色或淡黃色，有縱皺紋和鬚根痕，偶有殘留的淺棕色外皮；而偽品淮山周邊則呈淺黃棕色或黃棕色，帶刀削痕，會殘留棕褐色栓皮。

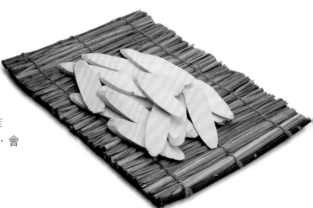

Q5 如何處理新鮮淮山？

烹調食品前，先將新鮮淮山洗淨、去皮，皮薄而色淡的新鮮淮山可用刀輕刮或用絲瓜布搓洗；皮粗厚的新鮮淮山則用削皮刀去皮。由於淮山含有植物鹼，皮膚容易敏感的人在削皮時會發癢，所以削皮時宜戴手套。如出現發癢現象，應立刻把手浸泡在冰水中或用少許醋擦洗，再用食用油塗於手上可紓減痕癢。

淮山去皮和清洗切塊後，如非立刻烹煮，就應放入鹽水中浸泡，以防止氧化發黑，但浸泡時間不宜過久；也可放進保鮮袋中，再放進雪櫃中冷藏，待用。

Q6 淮山入饌需要注意什麼？

為保持新鮮淮山的營養和保健功效，煮食時間不宜太久。淮山宜去皮食用，以免產生麻刺等異常口感。另外，淮山不宜與過鹼性食物一起入饌，避免淮山中的澱粉酶失去功效。

Q7 如何貯藏淮山？

經烘乾的淮山要存放在通風乾燥的地方，並要注意防蛀。

新鮮淮山接觸鐵或金屬時容易形成褐化現象，所以最好用竹刀、塑膠刀或陶瓷刀切淮山，並可先在淮山的皮上切開成一條條線，然後用手剝開成段。

另外，淮山切口容易跟空氣中的氧氣產生氧化作用，所以可先放在米酒或鹽水中浸泡，再風乾，才用餐巾紙包好。如需存放數天，可再在外圍包幾層報紙，放置在陰涼的地方。

Q8 哪些人不宜食用淮山？

淮山雖然屬補益食品，但有收澀作用，所以濕熱外感或便秘的人，均不宜單獨食用。此外，凡是患有感冒、腸胃積滯等人，也不宜食用淮山。

Q9 淮山具有養陰及健脾止瀉的功效，臨床應用時需注意什麼方面？

通常養陰宜生用效果較好，而健脾止瀉炒黃後應用的效果較好。

Q10 通常淮山的用量是多少？

通常淮山煎服時的用量是 10-30 克，大量可是 60-250 克；研末吞服每次用量是 6-10 克。

潤肺止咳，生津止渴

淮山蔗汁

糖水

適用於鼻咽癌放射治療後，以及肺胃失潤所致口乾久咳、胃口欠佳等。

醫師點評
淮山、杏仁、百合三味配合可有潤肺養胃、生津抗瘤的功效；甘蔗汁清熱生津，促進食欲。

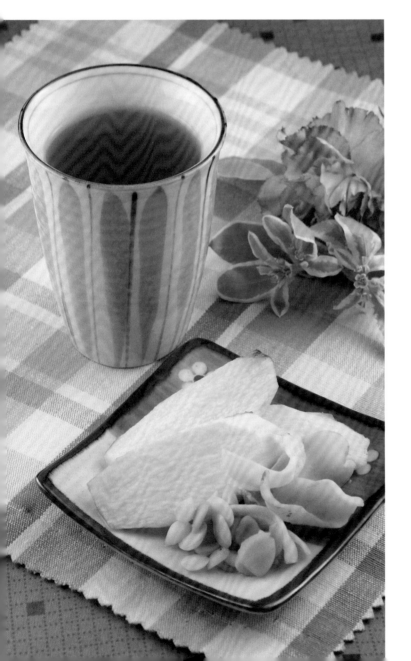

材料：

鮮淮山.....................500克
杏仁........................100克
百合........................100克
甘蔗汁.........................2杯

做法：

❶ 杏仁、百合洗淨，用6杯水煮熟。

❷ 鮮淮山去皮，洗淨，切片，放入水中一起煮滾。

❸ 加甘蔗汁續煮滾，即可飲用。

食用：每天2-3次，每次用1湯匙調溫開水飲用，連飲數天。

❗ 適宜和暖服用，效果更佳。

糖水 潤肺止咳·健脾補腎

淮山核桃糖水

適用於肺脾腎虛所致乾咳少痰、大便不暢、夜尿頻頻。

醫師點評 核桃仁甘溫，具有補腎溫肺、納氣定喘、潤腸通便的功效；淮山可潤肺健脾益腎的功效；蜂蜜及冰糖合用可健脾潤肺。

材料：核桃仁 500 克，蜂蜜 500 毫升，生切淮山 200 克，冰糖 50 克。

做法：

❶ 核桃仁放開水中浸泡 10 分鐘，切碎粒。

❷ 淮山洗淨，烘乾，研成粉末。

❸ 淮山、核桃仁、蜂蜜和冰糖放大碗中，加冰水 50 毫升，拌勻，加蓋。用大火隔水蒸 3 小時，收火即成。

食用：每天早、晚各 1 次，每次用 10 毫升開水沖飲。

⚠️ 陰虛火旺者不宜多服用。

糖水 清熱生津，健脾開胃

葛根淮山糖水

適用於兒童陰虛內熱所致口乾咽燥、胃口欠佳，睡欠安寧。

醫師點評 淮山與葛根合用可養陰生津止渴；棗皮、五味子與雞內金合用健脾開胃、且可調養心神；麥冬配冰糖可清熱生津、養心安神。

材料：生切淮山 10 克，葛根 6 克，棗皮 5 克，五味子、麥冬、雞內金各 3 克，冰糖適量。

做法：

❶ 淮山、葛根、棗皮、五味子、麥冬和雞內金洗淨，放適量水中煎煮。

❷ 煮滾後，加冰糖，待冰糖煮溶，即成。

食用：代茶飲用。

⚠️ 成年人各材料的用量可增倍。

茶 清熱生津，健脾益氣

淮山天花粉茶

適用於脾氣虛弱、陰虛內熱之腸胃功能紊亂、糖尿病。

醫師點評 淮山具有健脾益氣，養陰潤肺，降血糖的功效；天花粉具有清熱生津，降血糖的功效。

材料：鮮淮山 100 克、天花粉 30 克。

做法：

❶ 鮮淮山去皮，洗淨，切片，和天花粉一起烘乾。

❷ 把淮山片和天花粉研成粉末，混合起來，放進瓶內密封貯存。

❸ 每次飲用時，取 30 克粉末，放適量水中，用中火煮 20 分鐘，即可飲用。

食用：每天早、晚分飲。

⚠️ 腸胃積滯、大便不暢者不宜多食。

茶 健脾益胃

太子參淮山飲

適用於脾胃虛弱的疲倦乏力、胃口欠佳、大便稀爛、口乾口渴等。

醫師點評 淮山具有健脾益氣止瀉的功效；太子參具有健脾養胃，益氣生津的功效。

材料：生切淮山、太子參各 30 克。

做法：

❶ 淮山和太子參洗淨，放適量水中煎煮。

❷ 煮滾後，隔渣取汁，即可飲用。

食用：每天 1 次。

⚠️ 腸胃濕熱者不宜食用。

粟米鬚淮山豬橫脷湯

適用於脾胃虛弱之糖尿病。

醫師點評 豬橫脷（豬胰臟）、淮山、粟米鬚、天花粉合用可益氣陰，降血糖；豬瘦肉滋陰益氣。

材料：豬橫脷1條，豬瘦肉100克，生切淮山30克，粟米鬚20克，天花粉10克，鹽適量。

做法：
❶ 豬橫脷洗淨，汆水，刮去表面的黏膜。
❷ 豬瘦肉洗淨，切塊，汆水。
❸ 淮山、粟米鬚、天花粉洗淨。
❹ 將以上材料放煲內，加適量水，煮滾，改小火煮2小時，下鹽調味。

食用：佐餐食用。

> ❗ 本方對中消（脾胃虛弱所致的糖尿病）效果較理想。

淮山花生薏苡仁羹

適用於脾腎虛弱所致的頭身困重、胃口欠佳，以及慢性腎炎水腫等。

醫師點評 花生、淮山、蓮子合用具有健脾益腎的功效；薏苡仁健脾祛濕。多味配合加強脾運化水濕及腎主水的功能，達到祛濕消腫的作用。

材料：花生仁50克，生切淮山、薏苡仁、蓮子各30克，冰糖適量。

做法：
❶ 淮山、花生仁、薏苡仁、蓮子洗淨，放鍋內。
❷ 在鍋內加適量水，大火煮滾，改小火煮至成為羹，加冰糖，再煮至冰糖溶化。

食用：每天1次，連食7天。

> ❗ 腎虛弱者每次應慢飲，避免增加腎的負擔。

淮山黑木耳瘦肉粥

適用於氣血運行不暢之面色暗滯無光，或面乾多皺多斑者。

醫師點評 黑木耳及冬菇合用具有益氣活血、降血脂的功效；瘦肉滋陰益氣；粳米、淮山、薏苡仁合用，具有健脾益氣效果，可祛濕除斑。

材料：豬瘦肉、粳米各150克，黑木耳30克，生切淮山、薏苡仁、冬菇各10克，鹽適量。

做法：
❶ 冬菇、黑木耳分別浸軟，洗淨，去蒂，切絲。
❷ 淮山洗淨；薏米浸泡10分鐘；粳米洗淨。
❸ 豬瘦肉洗淨，切小粒，汆水。
❹ 將以上材料一齊放入鍋內，加水適量，大火煮滾，改小火煮30分鐘，下鹽調味。

食用：每天1次。

> ❗ 患有痛風者不宜多食冬菇。

淮山粥

適用於多種癌症手術後脾肺腎虛弱引致的氣短乏力、口渴乾咳、飲食不調。

醫師點評 淮山具有健脾益氣，養陰潤肺，益腎抗瘤的功效，且補而不燥，適合用於癌症手術後的調理。

材料：鮮淮山、粳米各100克。

做法：
❶ 淮山去皮，洗淨，切片。
❷ 粳米洗淨。
❸ 淮山和粳米放鍋內，加適量的水，大火煮滾，改用小火煮成稀粥即成。

食用：早、晚分食。

> ❗ 本方的調補力度平和，如想加強效果可適當加入太子參。

益肺補腎，止消渴，降血糖
淮山杞子苦瓜煲 小菜

適用於糖尿病。

醫師點評
苦瓜、淮山、杞子三味合用可加強降血糖的功效；豬瘦肉滋陰益氣。

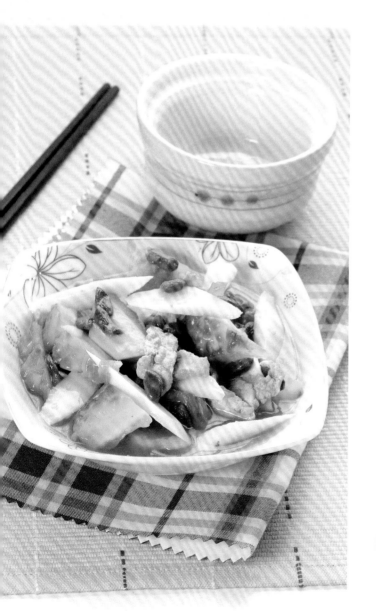

材料：

苦瓜	150克
豬瘦肉	50克
生切淮山	20克
杞子	20克
薑茸	適量
葱粒	適量
黃酒	適量
上湯	適量
鹽	適量

做法：

❶ 淮山、杞子洗淨，淮山切片；苦瓜去瓤和籽，洗淨，切小塊。豬瘦肉洗淨，切片。

❷ 燒熱油鍋，放進豬瘦肉略炒，加薑茸和葱粒翻炒。

❸ 豬瘦肉炒至變色後，加苦瓜、淮山、杞子和適量上湯，大火煮滾，灒黃酒，改小火煮30分鐘，下鹽調味。

食用：佐餐食用。

❗ 苦瓜偏寒涼，陽虛怕冷者不宜多食用。

淮山栗子炒瘦肉

適用於氣陰虛弱的貧血、營養不良、氣短乏力、口燥咽乾等。

醫師點評 西芹、瘦肉、栗子、淮山、雞蛋合用具有益氣養陰，健脾和胃的功效。

材料：西芹300克，豬瘦肉150克，栗子100克，生切淮山20克，雞蛋1隻，生粉、白糖、鹽各適量。

做法：
1. 淮山洗淨，研成粉末；西芹洗淨，切段；豬瘦肉洗淨，切片；栗子去皮，切開，放熱水中煮熟。
2. 豬瘦肉放碗內，打入雞蛋，加淮山粉末、生粉、白糖、鹽，拌勻（如豬瘦肉太乾，可加適量開水調勻）。
3. 燒熱油鍋，放進豬瘦肉，炒至豬瘦肉變色，加栗子、西芹，炒熟即成。

食用：**每天1次，佐餐食用。**

> ❶ 消化功能較弱者每次只宜服食少量，以避免出現胃脹腹脹。

淮山炒四季豆

適用於胃癌。

醫師點評 淮山配四季豆、蒜茸可健脾養胃，防癌抗癌；馬蹄生津止渴。

材料：鮮淮山、四季豆各250克，馬蹄150克，蒜茸、白糖、麻油、生粉、鹽各適量。

做法：
1. 淮山洗淨，切片；四季豆摘去兩頭去筋，洗淨。
2. 燒熱油鍋，放進淮山稍炒，加適量水，煮至熟透，放碟子上。
3. 再燒熱油鍋，放進四季豆、馬蹄，炒至四季豆轉深綠色，加少量水、蒜茸、白糖、鹽，燜煮1分鐘，用生粉水勾芡，盛在淮山上拌勻，淋上麻油。

食用：**可經常食用。**

山楂淮山糕

適用於脾氣虛弱所致胃口欠佳、食快食多易腹瀉、體型消瘦等。

醫師點評 淮山具有健脾益氣止瀉的功效；山楂消食以助消化；赤小豆健脾祛濕；白糖清熱潤燥。

材料：山楂300克，生切淮山、赤小豆各100克，麵粉、白糖各50克。

做法：
1. 淮山、山楂、赤小豆洗淨，研成粉末。
2. 將粉末與麵粉放入大碗，加水揉成麵糰，搓成粗細均勻的長條，分成28個生坯。
3. 燒熱油，把生坯逐一放進油鍋，炸至金黃色和浮起，撈出，撒上白糖即成。

食用：**當點心食用。**

> ❶ 每次宜慢食及少食，以助食物的消化吸收。

淮山包子

適用於胃口欠佳，注意力難集中，心神不寧者等。

醫師點評 淮山、瘦肉、蝦米配合可具有健脾補腎的功效；麵粉為小麥製成，小麥有養心安神的功效。

材料：鮮淮山350克，豬瘦肉300克，麵粉250克，蝦米80克，白糖、紅葱頭、胡椒粉各適量。

做法：
1. 淮山去皮，洗淨，曬乾，研成粉末；豬瘦肉、蝦米、紅葱頭洗淨，豬瘦肉、紅葱頭切細絲。
2. 燒熱油鍋，爆香豬瘦肉絲、蝦米、紅葱頭絲，加白糖、胡椒粉翻炒至熟透，成為餡料。
3. 淮山粉末、麵粉加適量的水搓成麵糰，再搓成粗條，切成細段。
4. 把適量餡料包進麵粉細段內，做成小包，隔水用大火蒸10分鐘即成。

食用：**當點心食用，可經常食用。**

> ❶ 每次食用不宜太多，避免導致胃脹的現象。

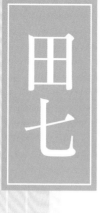

田七

田七具有擴張冠狀動脈、改善微循環、增加冠狀動脈流量的功效，能抵抗急性心肌缺血、降壓、抗炎、抗凝、抗癌、抑制血小板功能和促進纖維蛋白溶解。田七能降低動脈血壓和外周血管阻力，增加心輸出量和減慢心率，降低心耗氧氣，對心律不定有保護作用。

藥材 ID

別名：三七、開化三七、人參三七、山漆、金不換、盤龍七。

【性味歸經】

味甘微苦，性溫。歸肝、胃、大腸經。

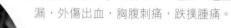

【功效主治】

具止血散瘀、消腫定痛的功效。根據《中國醫藥大辭典》記載：「三七功用補血，去瘀損，止血衂，能通能補，功效最良，是方藥之中最珍貴者。三七生吃，去瘀生新，消腫定痛，並有止血不留瘀血、行血不傷新的優點；熟食可補益健體。」主治咯血、吐血、衂血、便血、崩漏，外傷出血，胸腹刺痛，跌撲腫痛。

止血及補血	主要應用於吐血、咳血、二便出血、婦女血崩等。田七能增加血液中的凝血酶,能縮短血液的凝固時間。田七可升高紅血球和網織紅血球,對血細胞和血小板減少也有保護作用。田七對多功能造血幹細胞的增殖具有明顯的促進作用,可見田七有補血的功效。	抗氧化、抗衰老	主要應用於早衰綜合症等。田七總皂苷可顯著降低腦組織和血液中機體內脂過氧化物(LPO)的含量,具有抗衰老作用。
影響心血管系統	主要應用於高血壓、心律紊亂、冠心病等。田七的總皂苷可令外周血管總阻力及血壓下降;還可以減慢心率,擴張外用血管,能有效減輕心絞痛及休克時左心室的負荷。	影響血糖	主要應用於糖尿病。田七總皂苷和皂苷 C1 能降低葡萄糖性高血糖。總皂苷可令空腹血糖輕度升高,皂苷 C1 可令空腹血糖先升高然後降低。
護肝	主要應用於脂肪肝、肝硬化等。田七含有田七總皂苷,可令肝細胞變性壞死減輕。田七還具有抗肝纖維化作用,可減輕肝臟脂肪變性、炎性細胞浸潤。	降血脂	主要應用於高脂血症、脂肪肝等。田七粉可有效阻止腸道吸收脂肪,降低血清膽固醇和三酸甘油酯含量。
抗炎	主要應用於預防及治療各器官炎症。田七的總皂苷對耳炎、腹腔炎和肢足腫脹有明顯對抗作用。	影響免疫系統	主要應用於免疫功能低下、疲勞綜合症等。田七可加強腹腔巨噬細胞吞噬活性,提高外圍血中白血球總數。
影響中樞神經系統	主要應用於各種中樞神經系統疾病。田七中的人參 Rb 有鎮靜作用。可令中樞神經系統興奮,提高腦力和體力活動,增強學習記憶能力,有對抗疲勞的功效。	抗腫瘤	主要應用於各種癌症。田七所含的人參皂苷 Rh1 對游離肝癌細胞有抑制作用。人參皂苷 Rh1 可抑制黑色素瘤的生長。田七皂苷增強被激活的免疫細胞的殺傷能力。田七皂苷 Rh2 能誘導癌細胞逆轉成非癌細胞。

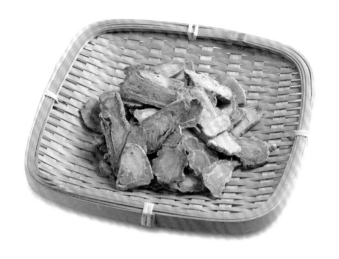

注意事項

❶ 田七既能止血，又能活血散瘀，孕婦慎用。

❷ 三七性溫，凡血熱妄行或出血而兼有陰虛口乾者，不宜單獨使用，須配涼血止血藥，或滋陰清熱藥同用方為相宜。

❸ 田七並非適用於所有出血症，特別不宜用於元氣大傷、陰陽虛損的病症。

❹ 田七活血化瘀力強，所以血虛無瘀者不宜食，血虛吐衄、血熱妄行者禁用。

❺ 孕婦則需慎用或忌食，以免擾動胎氣，引致流產。

經典食療方

田七燉乳鴿湯

豬瘦肉 200 克，乳鴿 2 隻，田七片 50 克，火腿 30 克，上湯、薑片、葱段、米酒、鹽各適量。佐餐食用。

具有益氣養陰，活血通絡的功效。適用於氣陰兩虛、瘀血阻滯所致胸翳心悸、疲倦乏力等。

田七川芎生魚湯

生魚 1 條，丹參 30 克，田七片 25 克，川芎 15 克，紅棗 10 粒，陳皮 1 角，鹽適量。佐餐食用。

具有活血通經，健脾益氣，消腫生新的功效。主要適用於血液運行不暢之身痛頭痛及傷口待癒合者。

紅棗田七田雞湯

田雞、豬瘦肉各 150 克，田七 10 克，紅棗 10 粒，鹽適量。佐餐食用。

具有活血補血、祛斑養顏的功效。適用於血行不暢引致面部色素沉澱、色斑加重者。

天麻田七水魚湯

水魚 250 克，天麻 20 克，田七 10 克，冬蟲草 2 克，薑、鹽各適量。佐餐食用。

具有滋陰醒腦，活血祛風，調養肝腎的功效。適用於肝腎虛弱之腦退化症、頭暈頭痛等。

田七黑木耳田雞湯

田雞、豬瘦肉各 150 克，田七、黑木耳各 10 克，蜜棗 2 粒，鹽適量。佐餐食用。

具有活血化瘀，益氣養陰的功效。適用於氣陰兩虛、瘀血阻滯所致婦女產後惡露不盡或惡露帶有血塊。

Q1 田七有哪些食用方法？

一般認為，田七的食法有四種：

1. 切片加工炮製，把洗淨的鮮田七曬乾後，橫切成薄片，可嚼食田七片，或把田七片伴以蜂蜜，製成田七蜜片食用。
2. 製成田七粉。把洗淨和曬乾的田七切成薄片，研成細碎粉末，可用溫水沖食。
3. 將田七烹調入菜餚。
4. 置酒中浸泡。

Q2 田七怎樣有效保健配伍？

田七通常的配伍與保健功效如下：

配花蕊石、血餘炭：	止血化瘀，能治咳血、吐血、衄血和二便下血。
配生地黃、柏葉：	用於失血症屬血熱者，可清熱涼血止血。
配旱蓮草、阿膠、龜板膠：	用於失血症屬陰虛血熱者，可滋陰涼血止血。
配山萸肉、炮薑：	用於失血症屬虛寒者，可補虛溫陽止血。
配黃芪、黨參、灶心土：	用於氣虛失統而失血者，可補氣攝血止血。
配當歸、紅花、土鱉蟲：	用於治跌打損傷，瘀血腫痛、消腫止痛。
配當歸、人參：	用於治胸痹絞痛，可益氣活血、通脈止痛。
配全瓜蔞、薤白、桂枝：	可除痰通陽，化瘀止痛。
配川芎、桃仁：	用於治產後瘀阻腹痛，惡露不盡，可散瘀止痛。
配白芨：	止血收斂，化瘀消腫。
配血竭：	活血化瘀，生肌止痛。
配紫菀、前胡、枇杷葉：	治咳血胸痛。
配代赭石、赤石脂、生白芍：	治吐血胃痛。

Q3 田七有品種之分嗎？

田七的品種以採收季節來區分，分「春三七」和「冬三七」。在夏秋結籽之前採收的是「春三七」，在結籽之後冬採者是「冬三七」。當中以「春三七」較為個大、體重、堅實、光滑、色好，品質較佳；「冬三七」則形瘦皺縮，質量次之。

Q4 田七產自於何地區？

主產於雲南、廣西等地；四川、貴州、江西、湖北等地也有生產。

Q5 如何選購田七？

田七是多年生植物，需種植 3 年以上才可收成，而種植年份愈長，田七的個頭愈大，質量也愈好。

田七的等級以田七的頭數為標準，頭數愈多，表示田七愈小；頭數愈少，表示田七愈大，即種植年份長，質素也較佳。

選購田七時，應以身乾、頭大、體重、質堅、碎後皮質分開，中央木質部分顏色較深，表皮細而光滑、斷面呈灰綠色或灰黑色、無裂紋、有菊花心者為佳。

Q6 怎樣分辨田七的真偽？

真品田七呈紡錘形或類圓錐形，長約 1-6 厘米，直徑 1-4 厘米，頸部有莖痕，周圍有瘤狀突起，側面有枝根折斷的痕跡，有橫向皮孔及不連續的縱皺紋；偽品田七一般呈卵形或圓錐形，長約 3-6 厘米，有人工刀刻狀，體重，質輕。真品田七表面光亮，斷面為灰綠色；偽品田七的表面則是黃褐色的，斷面為棕黃色。真品田七帶有人參氣味，味道苦後甘甜；偽品田七則氣味微辛，味道微苦、帶辛辣味而不甘甜。

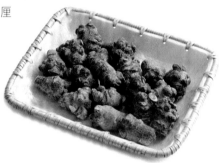

Q7 如何貯藏田七？

田七的枝根折斷處往往容易生蟲，加上蟲孔很小，要仔細檢查才能察覺。貯存田七時，可處理乾淨後，放進紗袋，再置於木盒、紙袋或紙盒內，然後再放進石灰缸或密封瓶中密封貯藏。大量的田七則需要存放在乾燥、通風的地方，以防止受潮、霉變或蟲蛀。在貯藏過程中，要經常檢查，若發現潮濕，即取出曝曬或烘烤。

Q8 食用田七有什麼禁忌？

古代醫學家早就在臨床實驗中，發現田七並非適用於所有出血症，蕭京在《軒岐救正論・藥性微蘊》中指出：「若虛勞失血，陰陽損竭，更當尋源治本，虛血歸經，誤用此藥，燥劫止塞，反滋禍害也。」這說法表明田七不宜用於元氣大傷、陰陽虛損的病症。

現代醫學家也認為田七活血化瘀力強，所以血虛無瘀者忌食，血虛吐衄、血熱妄行者禁用。

孕婦則需慎用或忌食，以免擾動胎氣，引致流產。

Q9 如何注意田七的用量？

通常成人內服：3-10 克（煎服）。研粉吞服，每次 1-1.5 克，日服 1-3 次。若失血重證，每次吞服劑量可用至 3-6 克，日服 2-3 次。

Q10 肺熱咳痰帶血色呈紫暗者，田七如何配伍調治？

可配白茅根、大黃、黃芩、生地等進行調治，各味合用可有瀉火涼血，化瘀止血的功效。

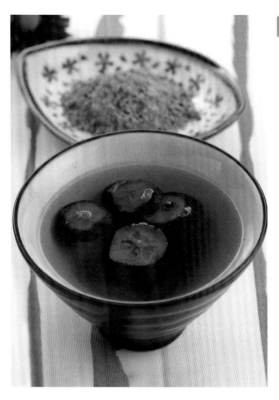

消脂和胃，活血散瘀

山楂田七茶

適用於血瘀氣滯之脂肪肝患者。

醫師點評 山楂與田七合用具有消脂和胃，活血散瘀的功效，以達血行則氣行的效果。

材料：鮮山楂15克，田七粉3克。

做法：

❶ 鮮山楂洗淨，切片。

❷ 把田七粉和鮮山楂片放入一杯滾水中，加蓋，焗泡 30 分鐘即成。

食用：代茶飲，每天 1 次。連續飲用數天。

❗ 胃酸多者慎用。

茶 活血化瘀

田七丹參茶

適用於血液黏度高之冠心病患者。

醫師點評 丹參與田七合用具有活血化瘀的功效，主要用於心血管血行不暢或有瘀者。

材料：丹參15克，田七3克。

做法：

❶ 田七和丹參洗淨，研成粉末。

❷ 把田七丹參粉放入杯中，加溫開水拌勻沖服。

食用：代茶飲用。

❗ 活血化瘀之品服用長時間可產生氣短或易疲倦等氣虛現象，適當可加配益氣的中藥，如太子參等。

茶 活血化瘀，止血定痛

田七蓮藕茶

適用於血瘀所致出血、腹痛，如胃出血、痔瘡出血、月經量多夾瘀塊。

醫師點評 蓮藕與田七合用具有活血止血的功效，主要用於血瘀所致的各種出血。

材料：蓮藕30克，田七3克。

做法：

❶ 田七洗淨，研成碎末。

❷ 蓮藕洗淨，切小塊，放入鍋內，加適量水和田七末，煎煮 30 分鐘即成。

食用：代茶飲用。

❗ 如果是胃出血，可加配海螵蛸等製酸的中藥或食品，效果會更好些。

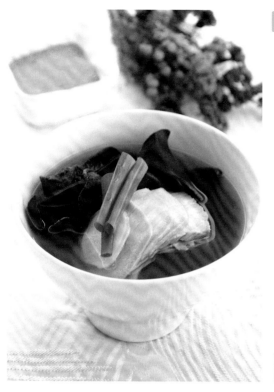

 益氣活血

田七木耳豬瘦肉湯

適用於氣虛血瘀之腹痛、手足痹痛、中風後遺症，並見氣短疲乏，舌有瘀點或瘀斑者。

醫師點評 瘦肉可滋陰益氣；田七與木耳相配具有活血化瘀的功效；諸味合用主要用於氣虛血瘀諸症。

材料：豬瘦肉120克，田七10克，木耳6克，
　　　薑片、葱段、鹽各適量。

做法：
1. 豬瘦肉洗淨，切片；田七洗淨，研成細末。木耳放在水中浸泡至發開，洗淨，去蒂，切小塊。
2. 鍋內加入適量水，煮滾後加入薑片和葱段，再煮滾，放進田七、木耳、豬瘦肉，煮至豬瘦肉熟爛，下鹽調味。

食用：每天1次。

❗ 服食本方與深呼吸運動配合，效果會更好些。

湯 活血化瘀，養心益氣

田七靈芝豬膶湯

適用於氣虛血瘀之胸痛、心絞痛、肢體痹痛等。

醫師點評 此方是在上方的基礎上加靈芝、冬菇以提升益氣養血、養心安神的功效。

材料：豬膶350克，靈芝30克，田七10克，木耳6克，冬菇5克，薑、鹽各適量。

做法：
1. 豬膶洗淨，切塊，汆水。
2. 田七、靈芝、薑洗淨，切片。
3. 木耳放水中浸泡，去蒂，洗淨，切小塊。
4. 冬菇去蒂，洗淨，放水中浸泡，切絲。
5. 所有材料（鹽除外）放入燉盅內，加適量水，加盅蓋，隔水燉2小時，下鹽調味。

食用：佐餐食用。

❗ 有尿酸偏高者慎用冬菇。

湯 健脾利濕，活血散結

田七茯苓苡仁豬脊骨湯

適用於濕阻瘀滯之前列腺炎、前列腺肥大引致尿頻、排尿不暢者。

醫師點評 豬脊骨健脾益腎、補氣壯骨；茯苓配薏苡仁具有健脾祛濕的功效；田七活血通絡，各味配合主要應用於濕阻瘀滯諸症。

材料：豬脊骨400克，茯苓30克，薏苡仁25克，田七10克，蜜棗3粒，鹽適量。

做法：
1. 豬脊骨洗淨，斬塊，汆水。
2. 田七、薏苡仁、茯苓、蜜棗洗淨，田七切片。
3. 所有材料（鹽除外）放入鍋內，加適量水，大火煮滾，改小火煮2小時，下鹽調味。

食用：佐餐食用。

 脾胃虛寒、腎虛多尿者慎用。

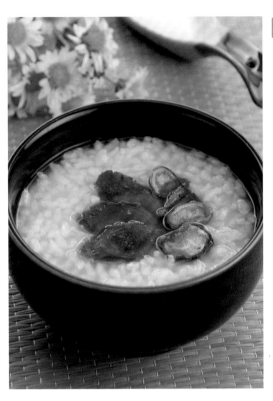

粥 化瘀活血，益氣通絡

人參田七粥

適用於氣虛血瘀之冠心病、心絞痛。

醫師點評 田七配人參具有活血不傷正，益氣不留瘀的功效特點；粳米健脾和中。

材料：粳米60克，田七片6克，人參3克，糖適量。

做法：

❶ 田七片和人參洗淨，人參切成薄片。

❷ 粳米洗淨，與田七、人參一起放入鍋內，加適量水，煮至粥快成時，加入糖，待糖融化即成。

食用：每天2次，早、晚熱食。

 實熱症和溫熱症不宜食用。

粥 益氣，補虛，通絡

淮山田七粥

適用於氣虛血瘀的月經過少、頭暈眼花。

醫師點評 淮山與田七具有益氣活血的功效；大米具有健脾和中的功效。

材料：淮山、大米各30克，田七片10克。

做法：

❶ 田七片和淮山洗淨。

❷ 田七放入鍋內，加適量水，煮30分鐘，加淮山和大米，煮至成稀粥。

食用：每天1份，分2次食用。連續食用數天。

淮山的益氣作用平和，可加太子參等以增強益氣的功效。

粥 健脾益氣，消脂祛濕

田七雲苓扁豆粥

適用於脾虛濕阻型脂肪肝。

醫師點評 白扁豆、雲苓、田七配合應用，可具有健脾祛濕、活血降脂的功效；粳米具有健脾和中的功效。

材料：粳米100克，白扁豆20克，雲苓10克，田七3克。

做法：

❶ 粳米、田七、白扁豆、雲苓分別洗淨。

❷ 田七、雲苓和扁豆放入鍋內，加適量水，煮30分鐘，加入粳米，大火煮滾，改小火煮成稀粥即成。

食用：每天2次，上、下午分食。

寒濕型體質者不適合。

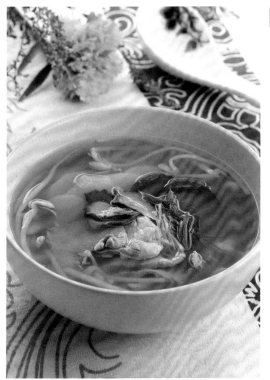

小菜　健脾益氣，強骨壯筋，和胃消食

田七番茄牛肉鍋

適用於脾胃虛弱、血運不暢之營養不良、肝炎、消化不良。

醫師點評 牛肉具有健脾養胃，強骨壯筋；番茄和胃消食；馬鈴薯益氣健脾；芽菜祛濕和胃；田七活血通脈。

材料：牛肉500克，番茄300克，馬鈴薯150克，芽菜100克，田七片20克，薑絲、葱絲、上湯、胡椒粉、鹽各適量。

做法：

❶ 牛肉洗淨，切片；田七片、芽菜洗淨；番茄去蒂，洗淨，切片；馬鈴薯去皮，洗淨，切片。

❷ 燒熱油鍋，翻炒馬鈴薯，加入芽菜、牛肉、薑絲，炒至牛肉開始熟，再加入田七片和上湯，煮至湯滾，加入番茄片和葱絲，稍煮片刻，加入胡椒粉，下鹽調味。

食用：佐餐食用。

⚠ 皮膚敏感者少食牛肉。

小菜　潤肺止咳，潤腸活血

百合田七炆瘦肉

適用於肺燥咳嗽以及腸燥瘀阻之便秘。

醫師點評 瘦肉具有滋陰益氣的功效；百合具有潤肺止咳及潤腸通便的功效；田七活血通絡。

材料：豬瘦肉250克，百合30克，田七5克，薑茸、葱粒、米酒、鹽各適量。

做法：

❶ 田七洗淨，研成粉末。

❷ 百合洗淨，放水中浸泡。

❸ 豬瘦肉洗淨，切塊，汆水。

❹ 將豬瘦肉、百合、薑茸、葱粒和米酒放入鍋內，大火煮滾，改小火煮至肉轉色，再加入田七粉末和鹽，拌勻稍煮即成。

食用：佐餐食用。

小菜　化瘀活血，益氣滋陰

田七肉丸

適用於瘀血阻絡、氣陰虛弱之前列腺肥大症。

醫師點評 瘦肉具有滋陰益氣的功效；雞蛋可滋陰潤燥；田七活血通絡。

材料：豬瘦肉100克，雞蛋1隻，田七粉5克，生粉、鹽各適量。

做法：

❶ 豬瘦肉洗淨，剁成肉碎。

❷ 田七粉和豬瘦肉碎放碗內，打入雞蛋，加入生粉和鹽，拌勻，搓成一粒粒肉丸。

❸ 燒熱一鑊油，把肉丸放進油內用慢火炸，炸至肉丸呈金黃色即成。

食用：佐餐食用。

 濕痰咳嗽者不宜。

 濕重體質不適宜。

小吃 滋陰活血·潤肺化痰

川貝田七蛋

適用於陰虛血瘀之乾咳少痰、胸部翳痛、記憶下降等。

醫師點評 川貝具有潤肺化痰止咳的功效；田七具有活血化瘀、消腫定痛的功效；雞蛋滋陰潤燥，健腦益智。

材料：雞蛋1隻，川貝粉1.5克，田七粉0.5克。
做法：
❶ 在雞蛋殼上開一小洞口，把部分蛋白倒出來。
❷ 田七粉和川貝粉拌勻，加進蛋殼內。
❸ 用棉紙封好蛋殼的小洞口，再用幾層濕棉紙包裹雞蛋。
❹ 把雞蛋放在火上烤熟，除去棉紙和剝去蛋殼即可食用。

食用：每天食用1隻。連續食用3-5天。

❗ 濕氣偏重者不宜多食。

小吃 活血化瘀，健腦益智

丹參田七蛋

適用於血瘀型記憶力減退者。

醫師點評 田七配丹參可具有活血通絡的功效；雞蛋滋陰潤燥，健腦益智。

材料：雞蛋1隻，丹參10克，田七3克。
做法：
❶ 田七、丹參、雞蛋洗淨，田七敲碎。
❷ 田七碎、丹參和雞蛋放進一鍋水中，煮至雞蛋熟透。
❸ 撈出雞蛋，剝去蛋殼，再放回田七丹參滾水中，煮20分鐘即成。

食用：飲湯食蛋，每天1次。

❗ 脾虛濕重者不宜多食。

小吃 補腎益腦，潤腸通便，止血止痛

田七蜂蜜核桃泥

適用於腎虛血瘀型之記憶力減退、大便不暢、消化性潰瘍等。

醫師點評 核桃仁補腎益腦，潤腸通便；蜂蜜補中潤腸；田七活血止血止痛。

材料：核桃仁、蜂蜜各60克，田七30克。
做法：
❶ 田七洗淨，研成粉末。
❷ 核桃仁洗淨，搗爛成碎末。
❸ 將田七末、核桃仁末、蜂蜜拌勻即成。

食用：每天3次，每次食用15克。

❗ 每次食用時速度宜慢。

小吃 化食消疳

田七雞內金餅

適用於兒童疳積。

醫師點評 雞內金具有消食和胃的功效；田七活血通絡。

材料：雞內金10克，田七2克，麵粉、鹽各適量。
做法：
❶ 田七和雞內金洗淨，研成細末。
❷ 把田七末、雞內金末和麵粉、鹽混合，加適量開水，搓成麵糰，把麵糰壓成麵餅。
❸ 燒熱油鑊，將麵餅放在熱油中用慢火煎，直至兩面金黃色熟透即成。

食用：佐餐食用，每天1-2次。

❗ 胃火盛者不宜食用。

紅棗

紅棗含有豐富的營養成分，是價廉物美的養生保健佳品。紅棗能促進人體細胞的新陳代謝，增強肌力、消除疲勞，也可以擴張血管，增加心肌的收縮力，改善心肌營養。此外，紅棗對抗癌、預防高血壓和高血脂也有一定效用。

藥材 ID

別名：棗白、蒲棗、大棗、山紅棗、山酸棗、野棗、角針。

【性味歸經】

味甘，性溫，歸脾胃經。

【功效主治】

有補中益氣、養血安神、緩和藥性的功效，多用於脾虛食少、乏力便溏、婦女臟躁等。

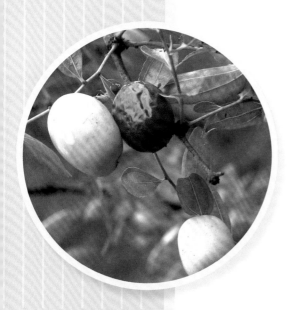

影響 免疫系統	主要應用於免疫功能低下等。紅棗可提高人體單核吞噬細胞系統的功能，以增強免疫力。紅棗中的皂類物質，能調節機體免疫功能紊亂。紅棗的多醣可促進淋巴細胞的增值作用。	抗癌	主要應用於預防及治療癌腫。現代研究發現，紅棗所含的環磷酸腺苷能有效地阻止人體內亞硝酸鹽類物質的形成，抑制癌細胞的形成和增長。此外，紅棗含有三萜類化合物，具有抑制癌細胞的功用。
護肝	主要應用於肝炎等。紅棗中的果糖、葡萄糖、低聚糖、酸性多糖能保肝護肝，紅棗所含的三萜類化合物的成分，可抑制肝炎病毒的活性。紅棗含有維他命 C 和環磷酸腺苷，可減輕化學藥物對肝臟的損傷。	抗氧化、 抗衰老	主要應用於早衰綜合症。紅棗中的維他命 C，有抗氧化活性和促膠原強白合成的作用，可參與組織細胞的氧化還原反應，保持皮膚彈性，延緩衰老。還可減少皮膚黑色素的形成，預防色素沉澱和老年斑的出現。
影響 心血管 系統	主要應用於動脈粥樣硬化等。現代研究發現，紅棗含有豐富的維他命 C 和維他命 P，其抗動脈粥樣硬化有一定功效。紅棗還的環磷酸腺苷可改善缺血心肌的代謝，能達到防治心血管病的效用。	降血壓	主要應用於高血壓。現代研究發現，紅棗中的皂類物質，具有降低血壓的作用。此外，紅棗所含的維他命 P 能提高毛細血管韌性，降低毛細血管通透性和脆性。
抗過敏	主要應用於過敏性紫癜、敏感性哮喘等。紅棗中的環磷酸腺苷可抑制免疫反應，達到抗過敏的作用。此外，紅棗中的乙基 -D- 呋喃葡糖苷衍生物對 5- 羥色胺和組胺有對抗作用，可減少過敏介質的釋放，從而避免過敏反應的發生。	降膽固醇	主要應用於高脂血症。現代研究表示，紅棗含有的維他命 P，能降低血液中膽固醇和三酸甘油酯的含量。
影響骨骼	主要應用於骨質疏鬆症。現代研究發現，紅棗含有豐富的鈣，多食用紅棗，有助於預防骨質疏鬆症。		

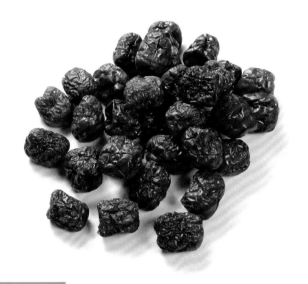

注意事項

紅棗不宜多吃，否則易生痰助濕、惹熱氣、損牙齒，導致血糖升高。

經典食療方

參茸紅棗鹿筋湯

豬瘦肉 150 克，鹿筋 30 克，紅參 10 克，紅棗 3 粒，鹿茸 2 克，鹽適量。佐餐食用。

具有補血益氣，強筋健骨的功效。適用於氣虛血弱、肝腎不足引致神疲氣短、腰膝痠軟、下肢乏力。

茶樹菇紅棗排骨湯

豬排骨 300 克，茶樹菇 50 克，紅棗 10 粒，薑、鹽各適量。佐餐食用。

具有補血益氣，補腎壯骨的功效。適用於腎虛尿頻、水腫、腰膝痠軟、皮膚多皺。

黃芪紅棗豬腳湯

豬腳 500 克，黃芪、木耳各 30 克，紅棗 6 粒，冰糖適量。佐餐食用。

具有補血益氣，潤膚養顏的功效。適用於脾胃虛弱所致神疲乏力、口乾氣短、膚乾多皺。

紅棗蓮藕排骨湯

豬排骨 300 克，蓮藕 150 克，花生仁 50 克，紅棗 10 粒，薑、鹽各適量。佐餐食用。

具有補血益氣的功效。適用於缺鐵性貧血、婦女月經過多。

紅棗黃豆豬腳湯

豬腳 500 克，黃豆 100 克，紅棗 8 粒，薑、酒、鹽各適量。佐餐食用。

具體補血益氣，強筋壯骨的功效。適用於骨質疏鬆，腰腿痠軟等。

實用錦囊

Q1 紅棗有哪些食用方法？

一般認為，紅棗的食法有五種：

1. 鮮食；
2. 烹調入菜餚，蒸、燉、煨、煮均可；
3. 製成乾果或蜜餞果脯等；
4. 單獨或配合其他藥材，煎水或泡茶飲用；
5. 置酒中浸泡。

Q2 紅棗怎樣有效保健配伍？

紅棗通常的配伍與保健功效如下：

配黨參、白朮：	可補中益氣，健脾胃，增進食慾，止瀉。
配生薑、半夏：	適用於胃炎引的胃脹、嘔吐。
配甘草、小麥：	可養血安神，舒肝解鬱。
配熟地黃、阿膠：	適用於血虛萎黃。
配百合：	可寧神安眠，適用於失眠。
配荷葉：	可消暑利氣。
配黃芪、黃精：	可滋陰養血，健脾益氣，適用於氣虛體弱、怠倦乏力。

Q3 哪些食物不宜和紅棗配伍？

紅棗不宜和黃瓜或蘿蔔一起食用，因為黃瓜含有維他命分解酶，蘿蔔含有抗壞血酸酶，維他命分解酶和抗壞血酸酶都可以破壞紅棗中的維他命 C，從而影響紅棗的營養價值。紅棗也不宜與動物肝臟一起食用，因為動物肝臟中富含銅、鐵等元素，二者同食，會破壞紅棗中的維他命 C。

Q4 紅棗有品種之分嗎？

紅棗主要根據出產地區分品種。

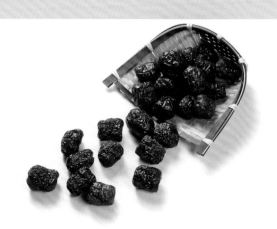

* 山西晉中：壺瓶棗。
* 黃河流域兩岸：黃河灘棗。
* 河南新鄭：新鄭大棗。
* 山東寧陽：寧陽大棗。
* 河北行唐地區：行唐大棗。
* 山東樂陵、河北滄州：金絲小棗。
* 河北黃驊地區：冬棗。
* 山西：板棗。
* 新疆：樓蘭紅棗。
* 甘肅：臨澤小棗。

當中以寧陽大棗最為有名，因其果實碩大、果肉肥厚、清甜可口而聞名。

Q5　怎樣選購紅棗？

購買紅棗時，可根據以下準則選購。

形狀：　顆粒飽滿，表皮不裂、不爛，皺紋少，痕跡淺。

色澤：　皮色深紅，略帶光澤。

質地：　肉質厚細緊實，捏下去時滑糯不鬆泡，身乾爽，核小。

味道：　鬆脆香甜（用舌尖微舔表皮有甜味，是經糖水泡過，表示質量不佳）。

Q6　如何貯藏紅棗？

紅棗在夏天時容易出現蟲子，因此購買紅棗後，可以放在乾燥的地方以防蟲蛀，又可放進冰箱中冷藏。

Q7　哪些人不適宜食用紅棗？

以下人群不適宜食用紅棗：

● 紅棗含有豐富糖分，腹部脹滿、痰濁偏盛、肥胖病患者不宜多食、常食；

● 紅棗味甘，性溫，易助濕生熱，所以，急性肝炎濕熱內盛者忌食；

● 紅棗含有豐富糖分，齒病疼痛者忌食；

● 紅棗味甜，性壅滯，脾胃功能較弱的兒童不宜多食；

● 紅棗含有豐富糖分，糖尿病患者慎食，否則易導致血糖升高，使病情惡化；

● 月經期間出現眼腫或腳腫等濕重現象的婦女忌食，因為紅棗味甘甜，多吃易助濕，濕積於體內，水腫會更愈加嚴重。

Q8　食用紅棗有沒有副作用？

紅棗雖然具有很好的滋補和治療作用，但如食量不當或方法不當，會引致不同的副作用。

1. 吃太多紅棗，會損害消化功能，引發便秘，導致胃酸過多、腹脹、腹瀉，因此每次不可食用多於20顆。

2. 紅棗的皮較容易留在腸道中，不易排出體外，因此食用紅棗時要細細咀嚼。

3. 紅棗所含的糖分很高，如食用時沒有喝足夠的水，糖分留在口腔內容易引致蛀牙，因此食用時宜多喝水或食用後漱口。

4. 紅棗「助濕」，食用過多會生痰蘊熱。

Q9　如何減少紅棗的溫熱之性？

紅棗之性稍偏溫熱，食多易產生熱氣，臨床有時既想有它的治療功效，又不想食了而產生熱氣，通常同時配一些涼性中藥，如麥冬、桑葉、桑椹等；也可食一些涼性的蔬果，如菜芯、苦瓜、雪梨等。

Q10　如何解決紅棗食多易助濕的問題？

紅棗食多易助濕，通常可配伏苓、薏苡仁等健脾祛濕之品，以避免紅棗助濕副作用的產生。

益氣養血
人參紅棗茶

適用於氣血虛弱所致氣短乏力，面色無華，精神集中力差。

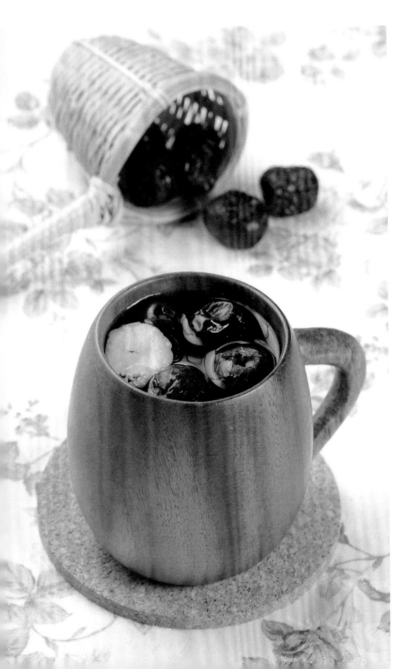

材料：
紅棗 10粒
人參片 5克

做法：
① 紅棗、人參片洗淨，紅棗去核。
② 紅棗、人參片放杯內，加入適量滾水，沖泡15分鐘。

食用：代茶飲用，每天1份。

❗ 感冒發燒不宜服用。

茶　理氣調中，和胃止痛

紅棗橘皮茶

適用於脾胃虛弱之疲倦乏力、食慾不振等。

醫師點評 兩味合用有健脾和胃的功效，使補而不滯又理氣除脹痛。

材料：紅棗10粒，橘皮6克。

做法：
1. 紅棗、橘皮洗淨，紅棗去核。
2. 紅棗、橘皮放杯中，加適量滾水，沖泡10分鐘。

食用：代茶飲用。

⚠ 身體實熱者不宜食。

茶　養陰益氣，活血消脂

無花果紅棗山楂茶

適用於氣陰虛弱所致口乾咽燥、氣短少食、高血脂等。

醫師點評 紅棗具有補中益氣、養血安神的功效；山楂可活血消脂；無花果養陰潤燥。

材料：山楂50克，無花果30克，紅棗10粒，薑適量。

做法：
1. 紅棗、無花果、山楂、薑洗淨，紅棗去核，薑切片。
2. 所有材料放入鍋內，加3碗水，用小火煮30分鐘，變成1碗水。

食用：每天1份。

⚠ 腸胃濕重者不宜多食。

糖水　健脾益氣，溫中利水

紅棗薑水

適用於脾氣虛弱所致疲倦乏力，身面時腫者。

醫師點評 帶皮薑具有溫中利水的功效；紅棗具有補中益氣、養血安神的功效；紅糖可益氣養血、活血散瘀。

材料：薑（帶皮）60克，紅棗20粒，紅糖適量。

做法：
1. 薑洗淨，切成片。
2. 洗淨，去核，切半。
3. 紅棗、薑片放鍋內，加適量水，煎煮15分鐘，取汁放杯中，加適量紅糖，待紅糖完全融化。

食用：代茶飲用，每份可煎煮3次，當天喝完。可連續飲用半個月。

⚠ 腸胃實熱者不宜食。

糖水　養血安神，潤肺止咳。

紅棗蓮子雪耳糖水

適用於陰血虛少所致心神不寧、虛煩失眠、口乾咽燥、咳嗽少痰。

醫師點評 雪梨、雪耳及冰糖合用具有潤肺止咳的功效；紅棗、蓮子及杞子具有養血安神的功效。

材料：雪梨4個，雪耳25克，紅棗10粒，蓮子15克，杞子10克，冰糖適量。

做法：
1. 雪耳放水中浸泡，去蒂，洗淨，撕成小塊。
2. 雪梨去核，切成粒。
3. 紅棗、杞子、蓮子洗淨，紅棗去核，蓮子去芯。
4. 紅棗、杞子、蓮子、雪耳放鍋內，加適量水，大火煮滾，改小火煮1.5小時，加雪梨和冰糖，繼續煮15分鐘。

食用：早、晚分飲，每天一份。連續服3-5天。

⚠ 糖尿病患者不宜多食。

養心安神，和中緩急

甘草小麥紅棗蜂蜜飲

適用於心脾虛弱所致心煩心跳、睡眠欠佳、胃口欠佳、胃腹癮痛，口乾咽燥。

醫師點評 小麥可養心安神；紅棗及甘草合用可補中益氣、養血安神；蜂蜜和中緩急，以減少胃腹隱痛。

材料：小麥 30 克，紅棗 15 粒，甘草 10 克，蜂蜜適量。

做法：
1 紅棗、甘草、小麥洗淨，紅棗去核。
2 紅棗、甘草、小麥放鍋內，加適量水，大火煮滾，改小火煮 15 分鐘，離火後加蜂蜜，拌勻。

食用：早、晚分飲，每天 1 份。連續飲用 10 天。

! 腸胃濕盛者不宜多食。

糖水 益氣養血，美顏祛斑

紅棗木耳糖水

適用於氣血虛弱所致的體形瘦弱、面色蒼白或有黑斑者。

醫師點評 黑木耳益氣活血；紅棗益氣、養血；冰糖養陰潤膚。

材料：黑木耳 50 克，紅棗 10 粒，冰糖適量。

做法：
1 黑木耳放水中浸泡，去蒂，洗淨，撕成小塊。
2 紅棗洗淨，去核。
3 紅棗、黑木耳、冰糖放大碗內，加適量水，隔水蒸 1 小時。

食用：每天早、晚餐後食用 1 次。

! 糖尿病人不宜多食。

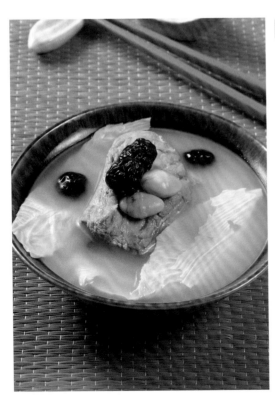

湯 益氣養血，潤肺平喘

白果腐竹紅棗豬胲湯

適用於氣血虛弱之疲倦乏力、面色淡白，氣短氣促，乾咳少痰。

醫師點評 豬胲益氣養陰；白果斂肺定喘；腐竹健脾潤肺；紅棗益氣養血。

材料：豬胲 500 克，白果 50 克，腐竹 25 克，紅棗 4 粒，鹽適量。

做法：
1 豬胲切塊，汆水，洗淨。
2 紅棗洗淨，去核；白果剝去外殼，放水中浸泡，去衣，去芯，洗淨。
3 腐竹洗淨，撕成塊，放水中浸泡。
4 紅棗、白果、豬胲放鍋內，加適量水，大火煮滾，改小火煮 1 小時，加腐竹，繼續煮 30 分鐘，下鹽調味。

食用：佐餐食用。

! 感冒咳嗽者不宜。

湯 清熱益氣，潤肺止咳

杏仁紅棗西洋菜豬瘦肉湯

適用於肺燥氣虛之咳嗽，並見口乾咽燥、氣短易倦、乾咳少痰者。

醫師點評 豬瘦肉滋陰益氣；西洋菜清肺熱，潤肺燥；杏仁止咳平喘；紅棗益氣養血。

材料：豬瘦肉300克，西洋菜200克，杏仁15克，紅棗4粒，鹽適量。

做法：
❶ 豬瘦肉洗淨，切塊，汆水。
❷ 西洋菜洗淨，摘成兩段。
❸ 紅棗、杏仁洗淨，紅棗去核。
❹ 處理好的所有材料放鍋內，加適量水，大火煮滾，改小火煮2小時，下鹽調味。

食用：佐餐食用。

 寒濕咳嗽、痰多色白者不宜。

湯 益氣養血，養肝潤肺

花旗參雪耳紅棗豬腿肉湯

適用於咽乾口燥、皮膚乾燥、乾咳少痰、氣短乏力、眼矇目澀。

醫師點評 豬腿肉益氣養陰；花旗參、雪耳、杞子、紅棗合用可益氣養血、養肝潤肺，以舒緩氣陰虛諸症。

材料：豬腿肉500克，花旗參、雪耳各15克，杞子10克，紅棗2粒，鹽適量。

做法：
❶ 雪耳放水中浸泡，去蒂，洗淨，撕成塊。
❷ 豬腿肉洗淨，切塊，汆水。
❸ 紅棗、花旗參、杞子洗淨，紅棗去核，花旗參切片。
❹ 處理好的所有材料放鍋內，加適量水，大火煮滾，改小火煮2小時，下鹽調味。

食用：佐餐食用。

 寒濕咳嗽、痰多色白者不宜。

粥 補中益氣，滋陰潤燥

三寶粥

適用於氣陰虛弱所致咽乾口燥、氣短乏力。

醫師點評 粳米、紅棗、蓮子合用可補中益氣；雪耳及冰糖合用可滋陰潤燥。

材料：粳米50克，紅棗3粒，蓮子、雪耳各20克，冰糖適量。

做法：
❶ 雪耳放水中浸泡，去蒂，洗淨，撕成小塊。
❷ 粳米淘洗乾淨。
❸ 紅棗、蓮子洗淨，紅棗去核，蓮子去芯。
❹ 紅棗、蓮子、雪耳放鍋內，加冰糖和適量水，大火煮滾，改小火煮1小時。

食用：每天1份，早、晚食用。

 此粥較平和，氣虛乾燥體質者可常飲用。

粥 健脾益氣，補腎健腦

紅棗核桃粥

適用於脾腎兩虛引致記憶力減退。

醫師點評 核桃仁補腎健腦；粳米與紅棗合用可健脾益氣、養心安神；冰糖調味及養陰潤燥。

材料：核桃仁60克，粳米50克，紅棗15粒，冰糖適量。

做法：
❶ 紅棗、核桃仁洗淨，紅棗去核，桃仁搗成碎末。
❷ 粳米淘洗乾淨。
❸ 紅棗、核桃仁、粳米放鍋內，加適量水，大火煮滾，改小火煮1小時，加冰糖，待冰糖完全融化。

食用：早、晚餐食用。

 配合適當運動效果更好。

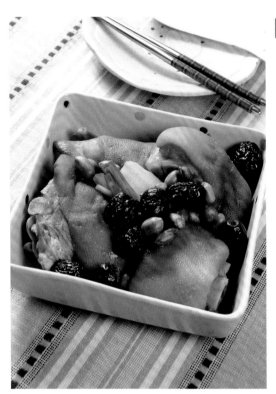

紅棗元蹄

適用於婦女產後缺乳、大便不暢。

醫師點評 豬腳滋陰益氣、養血通乳、潤腸通便；花生仁健脾養血；紅棗益氣養血。

材料：豬腳500克，花生仁30克，紅棗8粒，
薑、葱、酒、上湯、胡椒粉、鹽各適量。

做法：

① 豬腳刮毛，洗淨，斬件，汆水。

② 紅棗、花生仁、薑、葱洗淨，紅棗去核，薑切片，葱切段。

③ 燒熱油鍋，爆香薑片，放豬腳和酒，翻炒片刻，再放紅棗、花生仁和葱段，加少量上湯，中火煮至豬腳熟爛和湯汁呈白色，撒胡椒粉和下鹽調味。

食用：佐餐食用。

❗ 濕氣偏重者不宜多食。

紅棗杞子雞

適用於肝腎不足之頭暈目眩。

醫師點評 雞具有健脾益氣，調養肝腎的功效；杞子與紅棗合用具有養血益氣的功效。其他配料主要用以調味。

材料：光雞1隻，杞子15克，紅棗6粒，酒、生抽、蠔油、胡椒粉、麻油、糖各適量。

做法：

① 雞除去內臟，洗淨，斬去頭部，再斬成塊，汆水。

② 紅棗、杞子洗淨，紅棗去核。

③ 紅棗、杞子、雞放進大碗，加酒、生抽、蠔油、胡椒粉、麻油、糖拌勻，醃2小時，用大火隔水蒸45分鐘。

食用：佐餐食用。

❗ 實熱盛者不宜食用。

紅棗桂花芝麻糕

適用於面色蒼白、皮膚衰老多皺。

醫師點評 糯米與紅棗配用具有養血益氣養顏的功效；芝麻、白糖、桂花糖合用有潤膚養顏的功效。

材料：糯米500克，芝麻25克，紅棗15粒，白糖、桂花糖各適量。

做法：

① 糯米淘洗乾淨，放鍋內，加適量水，隔水蒸至熟透，加適量白糖，拌勻。

② 紅棗洗淨，去核，隔水蒸至熟透。

③ 芝麻、白糖和桂花糖放碗內，拌勻。

④ 在蒸盤內鋪上一層糯米飯，再鋪上紅棗，然後鋪上另一層糯米飯，待涼後切成方形小塊，撒上芝麻、白糖、桂花糖。

食用：當點心食用。

❗ 腸胃積滯者不宜食用。

黃芪

黃芪有益元氣、健脾胃、去肌熱、排膿止痛、斂瘡生肌、固表止汗、活血生血的功效，它含多種抗菌成分，能增強免疫功能，從而預防傳染病的發生。另外，它能增強細胞的新陳代謝，有抗疲勞、抗衰老、抗輻射、保護肝臟等功能。

藥材 ID

別名：北芪、箭芪、綿芪、口芪、黑皮芪、白皮芪、紅芪、獨芪。

【性味歸經】

味甘，性微溫；歸脾、肺經。

【功效主治】

有益氣補虛、強壯脾胃的功效，適用於脾氣虛弱、倦怠乏力、食少便溏者。主治水腫尿少、出汗不止、氣虛乏力、食少便溏、便血崩漏、子宮脫垂、久潰不斂、內熱消渴、慢性腎炎蛋白尿、糖尿病。

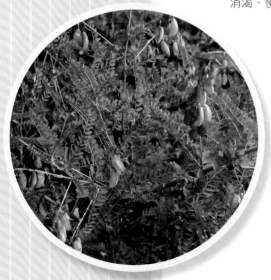

促進傷口癒合	主要應用於燒傷及其他皮膚創傷。黃芪有調節巨噬細胞活性、抗氧化、清除自由基的作用。用於皮膚創傷，可增強毛細管抵抗力、促進傷口癒合。	改善心肺功能	主要應用於肺源性心臟病。黃芪能夠抑制磷酸二酯酶的活性，減少環磷腺苷的分解，而加強心肌細胞的活動。又可促進肺部換氣、提高肺部供氧能力，有利於減輕心臟負荷，並提高心肌的耐缺氧能力。
促進胰島素分泌	主要應用於糖尿病及其併發症。黃芪對II型糖尿病有促進胰島素分泌的作用。	降血壓	主要應用於高血壓。黃芪有降血壓的作用。
護腎	主要應用於慢性腎衰竭。黃芪有抗氧化、清除自由基、促進細胞代謝、利尿消腫及增加鈉排出的作用，還有減少尿蛋白排泄等功效，能保護腎臟細胞免受傷害。	改善心肌代謝	主要應用於老年慢性心律失常。黃芪所含的多糖、皂苷可以改善心肌代謝、增加心肌收縮力、提高心肌耐缺氧能力，從而使心率加快，抗心律失常。
護肝	主要應用於乙型肝炎及肝纖維化。黃芪能促進肝細胞合成蛋白、並能促進肝細胞的再生。並能抑制乙型肝炎病毒的複製作用，從而緩和病情。	保護心肌細胞	主要應用於冠心病。黃芪能穩定心肌細胞保護線粒體與溶酶體，維持細胞膜的完整性，以保護心肌，有效防治冠心病。
增強免疫力	主要應用於流行性感冒及癌症患者。黃芪含有黃芪多糖、黃酮等能增強網狀內皮系統的吞噬功能，使血白細胞及多核白細胞數量顯著增加，使巨噬細胞吞噬病毒的百分率顯著上升，對體液免疫、細胞免疫均有促進作用。	健腦	主要應用於腦血管疾病。黃芪能修復已受損的腦細胞功能。黃芪中的甲苷能加強學習能力及鞏固記憶。黃芪能抑制黃嘌呤氧化酶活性和提高超氧化物歧化酶活性，從而清除自由基，減輕腦組織損傷。

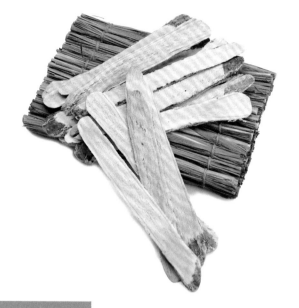

經典食療方

黃芪淮山烏雞湯

烏雞 1/2 隻，淮山 30 克，黃芪 20 克，杜仲 15 克，紅棗 5 粒，生薑 3 片，紹酒 1 湯匙，鹽適量。佐餐食用。

具有健脾益氣，補益肝腎的功效。適用於產後虧虛、乳汁不足、肝腎不足引起的身體虛弱、腰膝痠軟、月經不調。

黃芪小白菜雞肉湯

雞肉 300 克，小白菜 100 克，黃芪 30 克，生薑 2 片，雞湯 4 量杯，紹酒、鹽各適量。佐餐食用。

具有益氣補中，通利腸胃的功效。適用於脾氣虛弱所致的營養不良、慢性胃炎、大便不暢、病後虛弱。

北芪天麻瘦肉湯

豬瘦肉 400 克，北芪 20 克，天麻 3 克，鹽適量。佐餐食用。

具有益氣平肝的功效。適用於氣短乏力，頭痛眩暈，肢體麻木，身體虛弱。

黃芪猴頭菇雞肉湯

雞肉 250 克，猴頭菇 150 克，黃芪 30 克，生薑 2 片，紹酒、鹽各適量。佐餐食用。

具有健脾益氣，和胃緩中的功效。適用於脾氣虛弱所致的短氣乏力、腸胃癥痛，食少腹脹、胃及十二指腸潰瘍。

黃芪黨參雞腳湯

雞腳 150 克，黨參 20 克，黃芪 15 克，紅棗 5 粒，生薑 2 片，鹽適量。佐餐食用。

具有益氣養血，活血通絡的功效。適用於氣血不足、經絡不通引起的倦怠乏力、腰膝痠軟、手腳易抽搐。

Q1 黃芪有哪些食用方法？

一般而言，黃芪可以單獨或加入複方，按照中醫的指示煎服飲用。另外，黃芪可以配搭普通食材，以燉、燒、蒸、煮、燜、煲湯、煮粥、沖飲等方式烹調。

Q2 黃芪怎樣有效保健配伍？

黃芪通常的配伍與保健功效如下：

配人參、炙甘草、桂枝、生薑：	大補元氣，能改善心臟功能，對心力衰竭有很好的療效。
配當歸：	黃芪補氣，當歸補血，兩者配合更能彰顯補益效果。
配防風、白朮、茯苓：	健脾益氣、利尿消腫，能治氣虛失運、尿液分泌失衡。
配生地、五味子、天花粉：	這些藥材有益陰生津的功效，配合黃芪用，可治氣虛津虧的消渴症。
配川芎、甲珠、皂角刺：	透膿托瘡生肌，能加速傷口癒合，對氣血不足引致的皮膚潰爛很有療效。
配地龍、桃仁、紅花：	改善氣虛血滯，可用於半身不遂人士。
配牡蠣、麻黃根、浮小麥：	體虛不足，能改善多汗盜汗等情況。
配淮山、山茱萸：	改善脾腎兩虛、精虧液耗引致的消渴症。

Q3 如何選購黃芪？

在選購時，應仔細觀察黃芪的大小、外形、斷面，尤其留意味感。

1. 選購原枝。根據規定，黃芪的原植物必須是豆科植物蒙古黃芪或膜莢黃芪的乾燥根。黃芪藥材呈圓柱形，上端較粗，下端較細，兩端平坦，部分會出現分枝，表面呈赤黃色或淡棕褐色，有不整齊的紋理。黃芪質硬而有韌性，不易折斷；折斷後表面呈纖維化，呈毛狀；外層皮部黃白色，中間木部卻帶淡黃色，有明顯的菊花心，顯放射形狀的紋理和裂縫；老根的中心偶然會有枯朽的部分，帶粉性而呈黑褐色，屬正常情況。

2. 選購黃芪片。除了原枝發售，市面上也常見片裝黃芪。它們多呈圓形或橢圓形厚片，質地堅韌，表面黃白色，中心則呈黃色。另外也有經蜜糖加工的黃芪片（蜜炙黃芪），外形和普通黃芪片相似，但顏色略深而帶蜜香。

3. 值得注意的是，由於黃芪產量有限，部分不法商人會摻雜不含藥用價值的化學品；所以在選購時必須留意黃芪的顏色和質感，這些黃芪一般是粉性小、質硬而不軟綿，價格較低。亦應輕嗅產品，氣微、味甘、嚼有豆腥味的方為正品，有異味或苦澀味並伴豆腥味很濃的則不宜購買。

Q4 黃芪有品種之分嗎？

黃芪一般以產地作為分類：

以西北及內蒙出產的質量是最好的，其質量好壞與微量元素「硒」有很大關係，越是質地好的黃芪，

含硒量越高。在北方生長的別稱「北芪」，功效和黃芪相同，療效比較強烈。至於各類金翼黃芪、梭果黃芪、多花黃芪、多序岩黃芪、塘穀耳黃芪、扁莖黃芪等，雖然都有「黃芪」之名，但只屬黃芪藥材的代用品，性質和功效都不可同日而語，所以在選購時必須額外留神。

Q5　怎樣貯藏黃芪？

由於黃芪受潮後容易發霉，令兩端及斷面出現白色、綠色霉斑，失去藥用價值。因此購買後要用器皿密封，置於通風乾燥的位置，以確保防潮、防蛀。

Q6　黃芪有哪些使用禁忌？

黃芪雖有很好的補益效果，但部分人士不宜服用，否則反會影響身體健康。例如濕熱、熱毒熾盛者服用黃芪，容易滯邪而加重病情；陰虛者服用則會助熱，易傷陰動血。

濕熱：　　此類人士會有口苦口乾、舌苔黃膩等徵狀。如必須服用黃芪，可配清利濕熱藥，如黃連、茵陳、黃芩等。

熱毒熾盛：　此類人士會有腹膜發炎、滿面通紅、喉嚨痛、口苦口乾、唇舌紅絳、舌苔黃燥等徵狀。如必須服用黃芪，可配清熱解毒藥，如黃連、梔子、大黃、敗醬草等。

陰虛：　　此類人士會有手足心熱、口咽乾燥、腰痠背痛、潮熱盜汗、舌紅無苔等徵狀。如必須服用黃芪，可配養陰藥，如生地、熟地、玄參、麥冬、天冬、玉竹等。

Q7　如何控制黃芪的用量？

一般而言，健康的成年人可使用10-30克黃芪，如果想達到治療的效果，可因應情況而加至30-60克。但黃芪屬性偏溫，能補氣升陽，易於助火，所以熱毒亢盛者不宜食用。此外，有研究證明黃芪可使染色體畸變率和細胞微核率明顯增高，故孕婦亦不宜長期大量使用。黃芪雖然不含毒性，但過量食用會導致胸口翳悶。故有任何疑問，應先向中醫查詢，方能安心食用，達致最好的保健功效。

Q8　黃芪主要產自什麼地區？

黃芪主要有兩類品種：蒙古黃芪及膜莢黃芪。蒙古黃芪主產于內蒙古、吉林、山西、河北等地。膜莢黃芪主產於山西、黑龍江、甘肅、內蒙古等地。

Q9　古代醫家劉元素對黃芪的功效是如何論述的？

黃芪是十分常用的益壽中藥，保健效果毋庸置疑。元代著名醫學家劉元素指出，黃芪有五大功效：「補諸虛不足，一也；益元氣，二也；壯脾胃，三也；去肌熱，四也；排膿，止痛，活血生血，內托陰疽，為瘡家聖藥，五也。」

Q10　黃芪有什麼生長習性？

黃芪的出苗率低，對生長環境有較高要求。它偏好涼爽的氣候、耐旱耐寒，但非常怕熱怕澇，幼苗細弱、忌強光，適宜種於土層深厚、含充足腐殖質、透水力強的中性或微鹼性沙壤土。由於高溫會抑制黃芪的生長，故應該於7-8℃播種、於14-15℃發芽，才能確保收成及品質。

補益氣血

黃芪人參茶

 茶

適用於脾氣虛弱引起的氣短易倦，面色淡白之貧血。

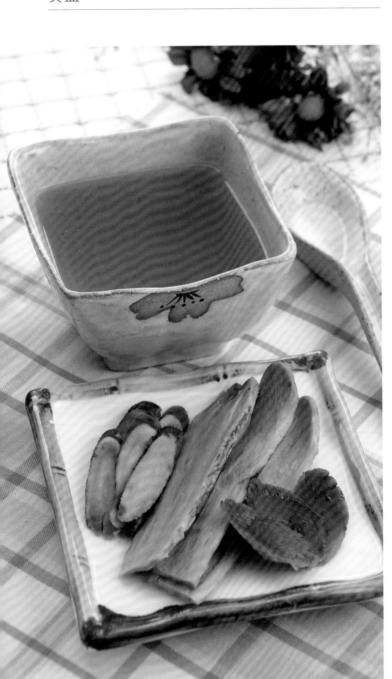

材料：

黃芪 15克

人參 6克

甘草 4克

做法：

❶ 黃芪、甘草、人參洗淨。

❷ 把以上材料放入鍋中，加入適量水，用大火煲滾，改小火煲30分鐘，即可飲用。

食用：早、晚分飲。

 感冒發燒不宜服用。

茶　健脾益氣，調和營衛

黃芪紅棗茶

適用於營衛不和之容易出汗、疲倦乏力、口淡少食。

醫師點評 黃芪及紅棗合用具有益氣養血的功效，以此而調和營衛，改善人體的自我調節功能。

材料：黃芪15克，紅棗3粒。

做法：

❶ 黃芪、紅棗洗淨；紅棗去核。

❷ 把以上材料放入鍋中，加入適量水，用大火煲滾，改小火煲20分鐘，即可飲用。

食用：代茶飲，宜溫飲。

 不適合用於濕重的疲倦乏力者。

茶　健脾益氣，養血安神

黃芪圓肉紅棗茶

適用於氣血虛弱之疲倦乏力、氣短聲低、貧血、睡眠欠佳者。

醫師點評 三味合用具有健脾益氣，養血安神的功效，對於氣血虛弱所致的感覺疲倦，但難以入睡之效果較好。

材料：黃芪、圓肉各30克，紅棗10克。

做法：

❶ 黃芪、圓肉、紅棗洗淨；紅棗去核。

❷ 把以上材料放入鍋中，加入適量水，用大火煲滾，改小火煲20分鐘，即可飲用。

食用：代茶飲。

 不適合用於心火盛及肝火旺的失眠。

茶　益氣養血，疏散風寒

薑棗黃芪茶

適用於氣血虛弱、易受風寒之怕冷易倦、時有咽癢咳嗽、頭痛鼻塞、流清鼻涕等。

醫師點評 黃芪與紅棗合用具有益氣養血的功效，以提升人體的抗病能力；生薑可疏散風寒，以解風寒感冒初期之不適。

材料：黃芪20克，紅棗15克，生薑3片。

做法：

❶ 黃芪、紅棗、生薑洗淨；紅棗去核。

❷ 把以上材料放入鍋中，加入適量水，用大火煲滾，改小火煲1小時，即可飲用。

食用：代茶飲，宜溫飲。

 本方主要用於體虛外感風寒者。

茶　益氣養血，清熱生津

花旗參黃芪紅棗茶

適用於氣血虛弱兼有虛火的氣短口乾、時有潮熱，容易疲倦乏力。

醫師點評 黃芪與紅棗合用具有益氣養血的功效；花旗參可益氣養陰，清火生津。

材料：黃芪20克，花旗參3片，紅棗5粒。

做法：

❶ 黃芪、花旗參、紅棗洗淨；紅棗去核。

❷ 把以上材料放入鍋中，加入適量水，用大火煲滾，改小火煲20分鐘，即可飲用。

食用：每天1劑，分兩次飲用。

 本方適合用於體虛兼有虛火者。

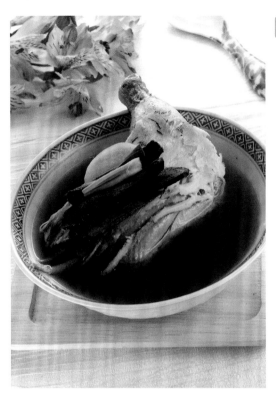

黃芪人參燉老雞

適用於氣血虛弱或氣虛血瘀之疲倦乏力、腹脹少食、手腳時痹者。

醫師點評 雞具有補虛益氣，強筋健骨的功效；黃芪、當歸、人參合用有益氣補血的功效；香附疏肝理氣，以幫助氣血運行，並使到補藥補而不滯。

材料：老雞1隻，黃芪30克，香附10克，當歸20克，人參5克，鹽適量。

做法：
1. 老雞劏洗淨，汆水。
2. 黃芪、香附、當歸、人參洗淨。
3. 把黃芪、香附、當歸和人參放入雞腹內，燉盅內加入適量水，下老雞，用大火煲滾，改小火隔水燉3小時，下鹽調味即成。

食用：佐餐食用。

❗ 本食譜為 2-3 人量。

北芪黨參烏雞湯

適用於氣血虛弱所致的畏冷、抵抗力低下、月經不調及男子遺精、早泄。

醫師點評 烏雞具有益氣養血，補肝腎、調月經的功效；北芪、黨參、圓肉、紅棗合用具益氣養血的功效；生薑和胃調味。

材料：烏雞1隻，北芪、黨參各20克，圓肉5克，紅棗5粒，生薑2片，鹽適量。

做法：
1. 烏雞去內臟，洗淨，汆水；北芪、黨參、圓肉、生薑洗淨；紅棗洗淨，去核。
2. 把北芪、黨參、圓肉、紅棗和生薑放入鍋中，加入適量水，用大火煲滾。
3. 加入烏雞，改小火煲3小時，下鹽調味，即可飲用。

食用：佐餐食用。

❗ 感冒發燒者不宜食。

黃芪黨參老鴿湯

適用於肝腎不足、氣血虛弱所致的腰膝痠軟、面色蒼白、疲倦乏力、氣短聲低、胸口翳悶等。

醫師點評 鴿具有益氣養血，調補肝腎的功效；黨參、黃芪、黑棗、蜜棗合用可有益氣養血的功效。

材料：老鴿1隻，黨參25克，黃芪15克，黑棗8粒，蜜棗3粒，鹽適量。

做法：
1. 鴿去內臟，洗淨，汆水。
2. 黨參、黃芪、黑棗、蜜棗洗淨。
3. 把以上材料放入鍋中，加入適量水，用大火煲滾，改小火煲2小時，下鹽調味即成。

食用：佐餐食用。

❗ 感冒發燒者不宜食。

湯 益氣補血

北芪淮山牛脹湯

適用於氣血不足之畏寒肢冷、工作衝勁欠佳。

醫師點評 牛脹健脾益氣,強筋壯骨;北芪、淮山、黨參、杞子、紅棗合用可益氣補血;生薑和胃調味。

材料:牛脹200克,北芪、淮山各30克,黨參、杞子各20克,紅棗5粒,生薑2片,鹽適量。

做法:
1. 牛脹洗淨,汆水;北芪、淮山、黨參、杞子、生薑洗淨;紅棗洗淨,去核。
2. 把北芪、淮山、黨參、杞子和紅棗放入鍋中,加入適量水,用大火煲滾。
3. 加入牛脹和生薑,用大火煲滾,改小火煲2小時,下鹽調味即成。

食用:佐餐食用。

❗ 身體越虛弱宜越慢進食,有利進補消化吸收。

湯 益氣補中,通利腸胃

黃芪小白菜雞湯

適用於脾氣虛弱所致的營養不良、慢性胃炎、大便不暢、病後虛弱。

醫師點評 雞肉補中益氣,強筋壯骨;黃芪主要有健脾益氣的功效;小白菜主要有潤腸通便的功效。

材料:雞肉300克,小白菜100克,黃芪30克,生薑2片,雞湯4量杯,紹酒、鹽適量。

做法:
1. 雞肉切塊,汆水。
2. 小白菜、黃芪、生薑洗淨。
3. 把以上材料放入鍋中,加入雞湯,用大火煲滾,改小火煲40分鐘,下紹酒和鹽調味即成。

食用:佐餐食用。

❗ 腸胃虛寒者小白菜可放少些。

小菜 益氣健脾,行氣止痛

砂仁黃芪炆豬肚

適用於脾胃虛弱之食少便溏、胃部疼痛、胃下垂、慢性胃炎。

醫師點評 豬肚健脾和胃;黃芪健脾益氣;砂仁行氣止痛。

材料:豬肚1個,黃芪20克,砂仁6克,鹽適量。

做法:
1. 豬肚用粗鹽反覆刷洗淨,去除肚內白膜,汆水。
2. 黃芪、砂仁洗淨,裝入豬肚內。
3. 把豬肚放入燉盅內,加入適量水,用小火隔水炆煮2小時,下鹽調味即成。

食用:佐餐食用。

❗ 濕熱所致胃痛者不適宜。

小菜 健脾開胃,止咳平喘

黃芪炆腐竹豬肚

適用於胃口欠佳、慢性支氣管炎、哮喘咳嗽、婦科白帶多。

醫師點評 豬肚健脾和胃;北芪與芡實合用可健脾益氣祛濕;腐皮、陳皮、白果合用可化痰止咳、理氣平喘。芡實與白果還可祛濕止帶。

材料:豬肚1個,腐皮2片,北芪50克,芡實30克,陳皮5克,白果10粒,蜜棗3粒,鹽適量。

做法:
1. 豬肚用粗鹽反覆刷洗淨,去除肚內白膜,汆水,切件;腐皮、北芪、芡實、蜜棗洗淨;白果洗淨,去殼去芯;陳皮洗淨,浸軟,刮去瓤。
2. 煲滾適量水,加入豬肚、北芪、芡實、陳皮、白果和蜜棗,用大火煲滾,改小火炆1小時。
3. 加入腐竹,再炆1小時,下鹽調味即成。

食用:佐餐食用。

❗ 濕熱之喘咳或帶下不適宜食用。

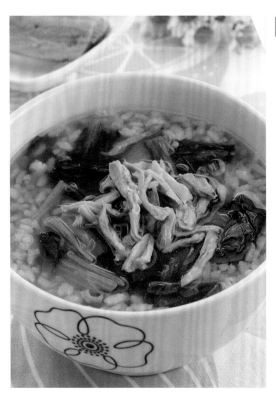

通利腸胃，補中益氣

黃芪金銀菜雞肉粥

適用於中氣虛弱所致的疲倦瘦弱、月經不調、消渴、大便不暢等。

醫師點評 雞肉、粳米、黃芪合用以補中益氣；小白菜、菜乾合用以通利腸胃。

材料： 雞肉200克，粳米150克，小白菜100克，黃芪20克，菜乾1束，鹽適量。

做法：
1. 雞肉洗淨，氽水，撕成絲。
2. 粳米淘洗淨；小白菜、黃芪洗淨，小白菜切段；菜乾洗淨，浸軟，切段。
3. 黃芪放入鍋中，加水用大火煲15分鐘，去渣留汁。
4. 加入粳米、雞肉、小白菜和菜乾，用小火煮成粥，下鹽調味即成。

食用：早、晚分食。

❗ 如腸胃虛寒者可加薑2-3片。

粥 益氣固表，理氣和胃

黨參黃芪瘦肉粥

適用於體質虛弱，易患感冒，氣短乏力，胃口欠佳。

醫師點評 黃芪具有益氣固表的功效；豬瘦肉、粳米、黨參合用可健脾益氣；陳皮具有理氣和胃的功效。

材料： 豬瘦肉200克，粳米100克，黃芪、黨參各20克，陳皮5克，生粉、鹽適量。

做法：
1. 豬瘦肉洗淨，切絲，用少許生粉及鹽醃15分鐘；粳米淘洗淨；黃芪、黨參洗淨；陳皮洗淨，浸軟，去瓤。
2. 黃芪、黨參入鍋，加入適量水，用大火煲20分鐘，去渣留汁。
3. 加入粳米、豬瘦肉和陳皮，用小火煮成粥，下鹽調味即成。

食用：早、晚分食。

❗ 感冒發燒時不宜服用。

粥 益氣補血，健脾養胃

黃芪牛肉粥

適用於氣血虧損之體弱怕冷、產後自汗、疲倦乏力、胃口欠佳。

醫師點評 牛肉健脾益氣，強筋壯骨；粳米、黃芪、淮山、紅棗合用具有益氣補血的功效；黃芪配浮小麥可有固表止汗的功效。

材料： 粳米、牛肉各100克，黃芪、浮小麥各30克，淮山15克，紅棗10粒，生抽、糖、鹽適量。

做法：
1. 牛肉洗淨，切片，加入少許生抽、糖、鹽拌勻醃10分鐘。粳米淘洗淨；黃芪、浮小麥、淮山洗淨；紅棗洗淨，去核。
2. 把黃芪、浮小麥、淮山和紅棗放入鍋中，加入適量水，用大火煲30分鐘，去渣留汁。
3. 加入粳米，用小火煮成粥，加入牛肉，煮至牛肉熟透，隨量下鹽調味，即可食用。

食用：於早、晚餐食用。

❗ 比較虛弱的體質宜慢及每次少量食用，避免虛不受補。

山楂

山楂以助消化、消脂而出名，且有較強的活血散瘀消腫的功效。近年來，山楂與其他活血化瘀止痛藥同用，在調治高血壓、冠心病、心絞痛、高脂血症、女性瘀血痛經、產後瘀血腹痛等症方面具有良好的效果。

藥材 ID

別名：山裏紅、胭脂果、紅果子。

【性味歸經】

味酸、甘，微溫；歸脾、胃、肝經。

【功效主治】

具消食化積、活血散瘀功能，主治肉食積滯、胃脘脹滿、瀉痢腹痛、瘀血經閉、產後瘀阻、心腹刺痛、疝氣疼痛，對高脂血症亦有良好治療效果。焦山楂消食導滯作用增強，用於肉食積滯，瀉痢不爽。此外，還有抗衰老、降壓、防癌等作用。

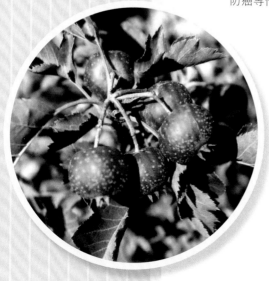

消滯、助消化	主要應用於消化不良、肉食積滯。山楂所含的解脂酶具促進脂肪類食物的消化、促進胃液分泌、增加胃內酶素等功能；因此多吃山楂能消滯、助消化。
抗衰老	主要應用於保健、美容。山楂含有大量維他命，特別是維他命 C、維他命 E 和胡蘿蔔素。這三種維他命都是抗氧化劑，因此常吃山楂能達到延緩衰老的效果。
防癌	主要應用於消化道癌症、癌症。研究發現，山楂中含有一種叫牡荊素的化合物，具有抗癌的作用。另外，亞硝胺、黃麴黴素均可誘發及惡化消化道癌症，實驗研究證明，山楂提取液能阻斷亞硝胺的合成，同時能抑制黃麴黴素的致癌作用。
降血脂	主要應用於高血脂。山楂含有大量果膠；果膠能促進腸道的蠕動和消化腺的分泌，有助消化食物和排泄廢物，更具有降膽固醇和血糖的功效。
降血壓	主要應用於高血脂。中國疾病預防控制中心營養與食品安全所的測定，顯示山楂含有大量礦物質，其鈣含量在各種水果中僅次於柑桔和檸檬。鈣除有助維護人體神經、肌肉和骨骼外，對維持心血管的生理功能同樣非常重要，因此常吃山楂有理穩定、調節血壓。
治菌痢	主要應用於食物中毒。根據藥理實驗，焦山楂煎劑體外試驗對各種痢疾桿菌、綠膿桿菌、大腸桿菌、金黃色球菌及炭疽桿菌等，均有明顯的抑制作用。
防治心血管疾病	主要應用於心血管疾病。臨床研究證實，山楂能顯著降低血清膽固醇及三酸甘油酯，有效防治動脈粥樣硬化。另外，山楂具有多種生物活性物質，能擴張及軟化血管、增加冠脈血流量。山楂還能通過增強心肌收縮力、增加心輸出量、降低心肌耗氧量等起到強心和預防心絞痛的作用。

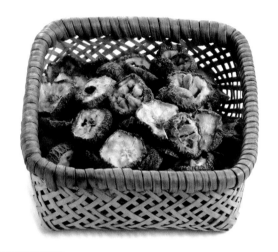

注意事項
❶ 孕婦不宜食。
❷ 兒童、胃酸分泌過多人
　士，及患牙病者慎食。

經典食療方

山楂酸梅湯

酸梅 40 克，山楂、穀芽、麥芽
各 20 克，冰糖適量。隨量飲用。

具有開胃消滯，幫助消化的功
效。適用於食肉類、油類過多，
致脾胃積滯，脾胃寒濕者。

山楂丹參粥

粳米 80 克，山楂 30 克，丹參
15 克，白糖適量。正餐之後
食用。

具有活血通絡，消滯化瘀的功
效。適用於血液循環不暢之冠
心病、心絞痛人士。

薏仁山楂粥

粳米 100 克，薏苡仁 50 克，
山楂 15 克，蔥白、鹽各適量。
早晚服用。

具有健脾和胃，祛濕止瀉的功
效。適用於濕困中焦之消化不
良，腹瀉腹脹等人士。

菊花山楂粥

白米 50 克，山楂、菊花、金
銀花各 20 克，鹽適量。早晚
餐食用。

具有清熱平肝，活血化瘀的功
效。適用於高血壓、高血脂、
動脈硬化和冠心病人士。

山楂桑椹粥

山楂、粳米各 30 克，桑椹 15
克，鹽適量。隨量食用。

具有活血補血，生津潤腸的功
效。適用於陰虛陽亢兼有血瘀
之冠心病、高血脂者，及便秘
人士。

Q1 相比其他蔬果，山楂的抗衰老能力有多強？

根據天津環境醫學研究所的研究，山楂在 30 種水果中，抗衰老指數排名最高。

水果	抗衰老指數	水果	抗衰老指數	水果	抗衰老指數
山楂	13.42	檸檬	1.43	葡萄	0.49
冬棗	6.98	櫻桃	0.99	柚子	0.39
番石榴	6.07	龍眼	0.94	芒果	0.38
獼猴桃	4.38	菠蘿	0.80	杏	0.34
桑椹	4.11	蘋果	0.80	哈密瓜	0.24
草莓	3.29	香蕉	0.73	水晶梨	0.22
瑪瑙石榴	3.10	李子	0.71	蜜瓜	0.19
蘆柑	2.29	荔枝	0.59	西瓜	0.16
橙	1.89	金桔	0.50	柿	0.14

Q2 山楂可以怎樣吃？

山楂除了生吃外，還可以製成果脯、山楂餅、山楂糕、山楂汁、果醬、罐頭、冰糖葫蘆等，也可入饌及作為餡料。

Q3 什麼人適合吃山楂？

一般人均可食用山楂，老人、消化不良人士尤其適合。傷風感冒、消化不良、食慾不振時也可多吃山楂。患有心血管疾病、缺乏鈣質、貧血、腸胃病和癌症人士也可多吃山楂。

Q4 什麼人不宜吃山楂？為什麼？

孕婦、兒童、胃酸分泌過多人士，及患牙病者慎吃。

- 中醫認為，山楂只消不補，脾胃虛弱者不宜多吃。長時間食山楂或山楂製品亦對牙齒生長不利。另外，山楂製品含糖量高，容易影響食慾，甚至影響血糖隱定。糖尿病人應食用山楂鮮果，少吃山楂片等製品。
- 孕婦不宜吃山楂。山楂有活血散瘀功效，會刺激子宮收縮，可能引致流產。產後食用山楂則可促進子宮復原。

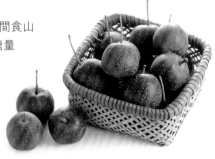

Q5 山楂應如何配伍？

山楂通常的配伍與保健功效如下：

配排骨：	祛斑消瘀，美顏。
配荷葉：	煎水代茶常飲，可降血脂。
配紅糖：	煎服，對婦女產後惡露不淨或兒枕痛非常有益。

Q6 山楂不可與什麼同食？

忌與山楂同食之食物	影響
人參	降低人參藥效。
豬膶、南瓜、黃瓜、紅蘿蔔、檸檬	破壞人體對維他命 C 的吸收及利用。
海鮮食品	引起腹痛、噁心。

Q7 如何控制山楂的用量？

山楂有生用、炒用之分。活血化瘀止痛多用生山楂；消食導滯宜用焦山楂。山楂用量一般 10-15 克，大劑量可用至 30-120 克。

Q8 如何貯存山楂？

山楂多以缸貯法和保鮮冷庫法貯存。

1. **缸貯法：** 先將缸洗淨及消毒，然後在缸底鋪一層消過毒的細紗布，然後將選好的山楂倒入缸中，堆至缸面。覆蓋鮮白菜葉或蘿蔔葉，置放在陰涼處。「大雪」至「冬至」結合倒缸揀除爛果，上大凍時綁草封口。此法可貯藏山楂到春節。
2. **冷庫貯存法：** 將山楂裝入膠袋，每袋 25 公斤，並放入一些浸泡過飽和高錳酸鉀的磚塊，果實預冷後紮袋口，置於冷庫中貯藏。庫內溫度保持 0℃ 至零下 2℃，袋內濕度保持在 90% 左右。當袋內氧氣低於 2% 或二氧化碳高於 5% 時開袋換氣。此法可貯藏半年。

Q9 山楂主要產自何地區？

山楂的產地主要如下：

- 廣西的靖西縣各鄉鎮均有分佈，種植、加工山楂的歷史悠久。據 1899 年清《歸順州志》記載，靖西山楂產品遠銷國內及東南亞，名聲遠播。
- 山楂其他產地包括河南林縣、輝縣、新鄉；山東臨朐、沂水、安邱、維坊、泰安、萊蕪，青州；河北唐山、淪州、保定；遼寧鞍山、營口等地。以山東青州所產為佳，有「青州楂片」之譽。

Q10 坊間的冰糖葫蘆有何來歷？

南宋紹熙年間，宋光宗最寵愛的皇貴妃生了怪病，突然面黃肌瘦、不思飲食。御醫用了許多貴重藥品，皇貴妃仍然未見起息。皇帝苦無辦法，只好張榜招醫。一位江湖郎中揭榜進宮，他在為貴妃診脈後説：「只要將『棠球子』（即山楂）與冰糖煎熬，每飯前吃 5-10 顆，半月後病便會好。」貴妃按此方服用後，果然如期病癒了。後來，這酸脆香甜的山楂傳到民間，就成了冰糖葫蘆。

平肝明目，降脂化瘀
山楂菊花綠茶

適用於血瘀陽亢之頭痛眼矇、高血脂、高血壓人士。

醫師點評
山楂具有降脂降壓、活血化瘀的功效；菊花可平肝明目；綠茶提神醒腦、降脂清熱。

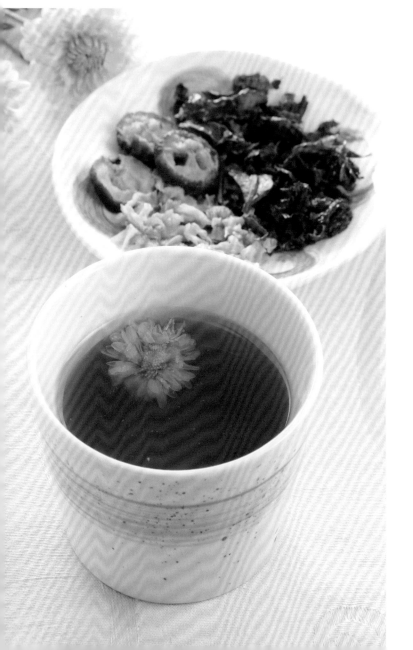

材料：
山楂片 25克
菊花 10克
綠茶 2克

做法：
❶ 山楂片、菊花洗淨，瀝乾水分。
❷ 所有材料放入杯內，用沸水沖泡，加蓋焗10分鐘即可。

食用：每日1劑，代茶飲。

⚠ 胃酸多者不宜多飲。

`茶` 健脾理氣，消積化痰

山楂紅茶

適用於氣滯血瘀兼痰濕之飲食積滯者及高血脂人士。

`醫師點評` 陳皮健脾理氣化痰；山楂消食化積，降血脂；紅茶消脂醒腦，化痰消食。

材料：山楂12克，陳皮9克，紅茶適量。
做法：
❶ 山楂洗淨，去核。
❷ 陳皮洗淨，用水浸軟，刮去瓤備用。
❸ 將山楂、陳皮各用白鑊炒一下，加入紅茶放入杯內，用沸水沖泡，加蓋焗 10 分鐘即可。

食用：每日 1 劑，代茶飲。

⚠ 腸胃「熱氣」者不宜多飲。

`茶` 清肝明目，化積祛脂

山楂決明子菊花茶

適用於肝陽上亢兼食滯之高血脂及高血壓人士。

`醫師點評` 決明子及杭菊合用具有清肝明目的功效；山楂可化積祛脂。

材料：決明子15克，山楂、杭菊各10克。
做法：
❶ 將所有材料洗淨，瀝乾水分。
❷ 所有材料放入鍋內，加適量水用慢火煎煮 20 分鐘，去渣取汁。

食用：每日 1 劑，代茶飲。

⚠ 脾虛易腹瀉者不宜服用。

`糖水` 補腎健腦，潤腸降脂

山楂核桃糖水

適合高血脂、冠心病、高血壓、記憶下降及便秘者服用。

`醫師點評` 核桃仁具有降脂護脈、補腎健腦、潤腸通便的功效；山楂具有活血散瘀、消脂降壓的作用。

材料：核桃仁150克，鮮山楂100克，冰糖適量。
做法：
❶ 材料洗淨，瀝乾水分。
❷ 將核桃仁加水磨成漿，再加冷開水調稀。
❸ 鮮山楂去核切片，放入鍋內加 500 毫升水煮 30 分鐘，取汁液。
❹ 再加適量水續煮山楂片 1 次，合併 2 次汁液加熱，加入冰糖拌匀，邊拌邊倒入核桃仁漿，煮滾即可。

食用：溫服。

⚠ 容易腹瀉者不宜多食。

`糖水` 化積消滯，祛瘀降脂

山楂蜂蜜水

適合血液循環不暢之冠心病、高血脂人士。

`醫師點評` 山楂具有化積消滯，祛瘀降脂的功效；蜂蜜補中潤肺、潤腸通便，並且可緩和山楂酸味對胃的刺激。

材料：鮮山楂500克，蜂蜜250克。
做法：
❶ 將鮮山楂洗淨，去核，放入鍋內，加適量水用慢火煎煮 20 分鐘，去渣取汁。
❷ 加入蜂蜜拌匀，冷卻後裝瓶備用。

食用：每日 2 次，每次 30 毫升。

⚠ 糖尿病患者可放少些蜂蜜。

清熱潤燥，化痰消食

山楂馬蹄甘蔗汁

適合食慾不振、熱盛煩渴人士。

醫師點評 山楂化積消食；馬蹄潤肺化痰；甘蔗清熱潤燥。三味合用可有酸甘化陰以增強養陰生津的效果。

材料：鮮山楂10粒，馬蹄5粒，甘蔗1/2枝。
做法：
❶ 材料洗淨，瀝乾水分。
❷ 將鮮山楂洗淨，去核。
❸ 馬蹄去皮。甘蔗去皮切條。
❹ 將上列材料分別榨成汁，倒入杯中拌勻即可。
食用：每日1次，餐後飲用。

> ⓘ 脾胃虛寒者少飲。

健脾消食，養心安神

山楂蓮子糖水

適用於胃口欠佳、食滯及睡欠安寧人士。

醫師點評 山楂化積消食；蓮子健脾養心安神；片糖具有補中和胃的功效。

材料：山楂、蓮子各40克，片糖適量。
做法：
❶ 材料洗淨，瀝乾水分。
❷ 山楂去核；蓮子去芯。
❸ 蓮子放入鍋內，加適量水，用大火煮20分鐘，加入山楂後轉慢火煮30分鐘，加入片糖，續煮5分鐘至片糖融化即可。
食用：經常飲用。

> ⓘ 胃酸多者可減少山楂的量。

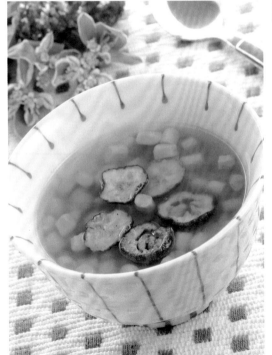

健脾和胃，活血化瘀

山楂粟米甜粥

適用於脾虛血瘀型高血脂及高血壓人士。

醫師點評 粟米健脾和胃；山楂活血化瘀、降脂降壓；冰糖和胃潤燥。

材料：粟米100克，山楂20克，冰糖少許。
做法：
❶ 材料洗淨，瀝乾水分。
❷ 山楂放入鍋內，加適量水煮開，取出去皮去核。
❸ 粟米與山楂肉一起用慢火煮30分鐘，加入冰糖調味即可。
食用：當正餐或點心食用。

> 配合適當呼吸運動效果更好。

粥 健脾醒胃，降壓降脂

山楂粥

適用於高血壓及高血脂兼脾胃偏弱者。

醫師點評 山楂消食導滯、降壓降脂；粳米健脾和中；二者配合既增加消化功能，又能降壓降脂。

材料：粳米100克，山楂30克，鹽適量。

做法：
1. 粳米、山楂分別洗淨，瀝乾備用。
2. 將山楂放入鍋中，加適量水用慢火煮成藥汁，加入粳米煮成稠粥，下鹽調味即可。

食用：當正餐或當點心食用。

 胃酸多者可減少山楂的量。

湯 活血導滯，清熱除濕

山楂荷葉薏仁湯

適用於血瘀濕阻之冠心病、高血脂症、動脈粥樣硬化人士。

醫師點評 山楂具有活血化瘀，消食導滯，降脂降壓的功效；荷葉、薏苡仁合用具有清熱除濕的功效；葱白健胃通絡。

材料：山楂、荷葉、薏苡仁各50克，葱白20克，鹽適量。

做法：
1. 材料洗淨，瀝乾水分。
2. 薏苡仁用水浸泡30分鐘。
3. 把所有材料放入鍋中，加適量水煮1小時，下鹽調味即成。

食用：飲湯。

 胃酸多者可減少山楂的量。

湯 活血通脈，養肝明目

山楂丹參杞子湯

適用於動脈硬化並見眼矇目澀人士。

醫師點評 丹參、山楂合用具有活血通脈的功效；杞子養肝明目；蜂蜜補中和胃。

材料：丹參25克，山楂、杞子各15克，蜂蜜適量。

做法：
1. 山楂、丹參、杞子洗淨，瀝乾水分。
2. 將上列藥材放入鍋內，加適量水用慢火煮30分鐘，去渣取汁。
3. 加入蜂蜜拌勻即可。

食用：每日1劑，分2次飲。

 配合適當深呼吸運動效果更好些。

湯 溫經散寒，緩急止痛

山楂紅棗薑湯

適用於寒凝所致經痛者。

醫師點評 山楂、紅棗、生薑合用具有溫經活血，緩急止痛的功效。

材料：山楂50克，紅棗15粒，生薑15克。

做法：
1. 材料洗淨，瀝乾水分。
2. 紅棗去核，生薑切片。
3. 全部材料放入鍋內，加適量水用慢火煎煮30分鐘，去渣取汁即成。

食用：每日1劑，分2次服。

 內熱偏盛者不宜服用。

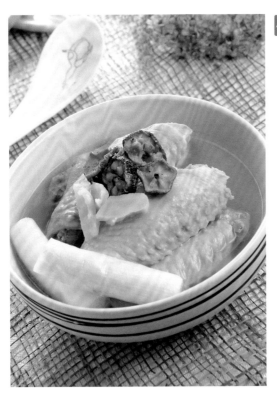

健脾開胃，益氣生津

山楂煮雞翼

適合虛勞瘦弱、脾虛食少人士。

醫師點評 雞翼具有益氣養陰的功效；山楂配上湯具有健脾開胃，生津潤燥的功能。

材料：雞翼500克，山楂30克，上湯800毫升，
　　　薑片、葱段、料酒、鹽各適量。

做法：

❶ 材料洗淨，瀝乾水分。

❷ 雞翼汆水，備用。

❸ 山楂去核切片。

❹ 把雞翼、山楂片、薑片、葱段一起放入砂鍋內，加入上湯、料酒，大火煮滾後，改慢火燉35分鐘，下鹽調味即成。

食用：佐餐食用。

 此為 3-4 人份量。

小菜 開胃消食，滋陰健脾

山楂豬排

適合冠心病、高血壓、高血脂，以及消化不良、脘腹脹滿、食慾不振人士。

醫師點評 山楂消食導滯、降壓降脂；豬排配雞蛋增強益氣養陰的功效。

材料：豬排250克，山楂片50克，雞蛋1隻，
　　　白糖、鹽、生粉各適量。

做法：

❶ 材料洗淨，瀝乾水分。

❷ 將山楂片加溫水煮2次，合併2次藥液濃縮，用紗布濾取100毫升左右，備用；豬排切片。雞蛋打入碗內，加入生粉、鹽拌成蛋糊；把豬排沾滿蛋糊，放油鑊中炸至微黃色時撈出。

❸ 鑊內加些水，放入白糖熬成糖汁，倒入山楂濃縮汁和少量油炒勻，放入炸熟的豬排，稍加翻炒即成。

食用：佐餐食用。

 此為 2-3 人份量。

小吃 益氣養陰，化瘀止痛

山楂泥

適合寒性痛經女士。

醫師點評 淮山益氣養陰；山楂配紅糖具有活血化瘀，緩急止痛的功效。

材料：鮮山楂800克，紅糖300克，鮮淮山（山藥）50克。

做法：

❶ 將帶核鮮山楂洗淨；鮮淮山去皮，洗淨，切小粒。

❷ 鍋內加入適量水，用慢火煮至山楂及淮山粒爛熟，加入紅糖，再煮 8-10 分鐘，煮至成為稀糊狀即可。

食用：經前 3-5 天開始服用，每日早晚各食山楂泥35毫升，直至經後3天停用，此為1療程，連服3個療程即可見效。

 腸胃實熱者不宜服用。

靈芝

靈芝能扶正固本、增強免疫功能、提高身體抵抗力，調節人體整體的機能平衡；還能抗腫瘤，預防癌細胞生成，抑制癌細胞生長惡化。中國古代認為其有延年益壽、起死回生的功效，被稱為仙草。

藥材 ID

別名：靈芝的學名為萬年茸，這名字緣於靈芝乾燥後萬年不腐，故有此名。又稱仙草、瑞草、神芝。

【性味歸經】

味甘，性平，入心、肺、肝、腎經。

【功效主治】

靈芝具有補氣安神，止咳平喘的功效。主治虛勞短氣、肺虛咳喘、失眠心悸、消化不良、不思飲食、心神不寧等病症。動物實驗結果顯示，靈芝抗腫瘤，對神經系統有抑制作用，對循環系統有降壓和加強心臟收縮力的作用，對呼吸系統有除痰作用；此外，還有護肝、提高免疫功能、抗菌美顏等功效。

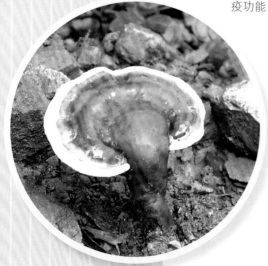

抗腫瘤	主要應用於癌症。靈芝中含有的多糖和鍺（Germanium），能提高人體的免疫功能，阻止癌細胞因免疫功能下降或失調而形成或擴張。靈芝可以促進白細胞介素 -2 的生成、增強單核巨噬細胞的吞噬功能，從而抑制癌細胞的增殖。
保肝解毒	主要應用於肝炎、肝硬化。靈芝所含的萜，能促進肝臟對藥物、毒物的代謝。
防治中風	主要應用於高膽固醇、高血脂、中風。靈芝能擴張冠狀動脈、增加冠脈血流量、改善心肌微循環、增強心肌氧和能量的供給；另外，靈芝能降低膽固醇、血脂蛋白和甘油三脂。
抗衰老	主要應用於保健、抗病。靈芝所含的多糖、多肽等成分，能促進和調整人體免疫功能，除可增強抗病能力外，還有延緩衰老作用。
抗神經衰弱	主要應用於失眠、心悸。一般而言，服食靈芝 10-15 天後，睡眠明顯改善，心悸、頭痛、頭暈等症狀會減輕甚至消失，記憶力增強。

降血壓	主要應用於高血壓。靈芝能阻止腎酵素與血漿球蛋白發生作用，從而阻斷其形成血管緊縮素，使血管柔軟，避免引起高血壓。同時，靈芝能降低血中的膽固醇、三酸甘油酯及 β-脂蛋白，而防治動脈粥樣硬化，及預防高血壓、心肌梗塞及腦栓塞等病症。
治呼吸道疾病	主要應用於久咳、哮喘。靈芝具有顯著的鎮咳、除痰及平喘作用。
抗敏感	主要應用於哮喘、皮膚敏感、鼻敏感。實驗證明，靈芝中含有一連串羊毛甾烷系化合物，具有抑制體內的組織胺游離作用，能阻斷過敏反應介質的釋放。
養顏護膚	主要應用於美容、保健。靈芝中含有的多糖類能保持和調節皮膚水分，恢復皮膚的彈性、使肌膚柔軟和細膩，並能抑制黑色素的形成和沉澱，有效清除色斑。

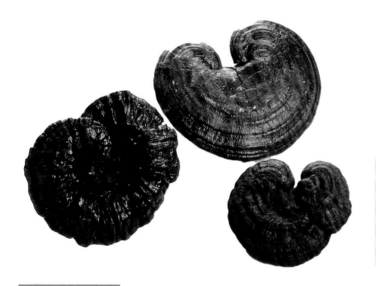

注意事項

赤芝味較苦，胃較虛弱且不喜苦味者，每次服用量不宜多，避免導致胃不適。

經典食療方

靈芝羅漢果糖水

靈芝 30 片，羅漢果 1 個，甘草、片糖各適量。分 3 次飲用。

具有安神健胃，養肝潤肺的功效。適用於熬夜及煙酒過多之人士。

靈芝鵪鶉蛋糖水

靈芝片 30 克，鵪鶉蛋 6 隻，紅棗 5 粒，冰糖適量。3 人量。

具有補血益氣，駐顏悅色的功效。適用於氣血虛弱的女士日常保養食用。

赤靈芝蓮子百合糖水

赤靈芝 1 片，蓮子、百合各 60 克，雞蛋 1 隻，冰糖適量。分 2-3 次飲用。

具有潤肺止咳，養心安神的功效。適用於肺燥咳嗽、心脾兩虛之失眠。

靈芝黃芪豬腳筋湯

豬腳筋 300 克，黃芪 20 克，靈芝 15 克，鹽適量。早晚分服。

具有益氣養血，強筋養肝的功效。適用於白血球減少症、疲倦乏力、腰痠腳軟等症。

靈芝淮山生魚湯

生魚 250 克，淮山 30 克，靈芝 12 克，薑 2 片，鹽適量。佐餐食用。

具有補腎養肝，健脾益氣的功效。適用於肝脾腎虛弱所致肢體困倦、頭暈目眩、口乾咽燥、胃口欠佳者。

Q1 靈芝有哪些不同品種？

依質地及形狀不同，靈芝可分為鹿角芝、半角芝、雲芝、石芝、肉芝、木芝和草芝；依顏色不同又可分為青芝、赤芝、黃芝、白芝、黑芝和紫芝。現今作為藥用和保健的，主要有赤芝和紫芝兩種。

Q2 不同顏色的靈芝有何不同功效？

下表歸納了不同顏色的靈芝的功效。

顏色	功效
赤芝	能治療血氣瘀滯胸中所造成的疾病，對心臟機能有益，可補中氣、增加智能、記憶力。
黑芝	主治排尿困難。對腎臟有益，能使耳、目、口、鼻、尿道、肛門通暢，頭腦清晰。
青芝	具有明目作用，補肝益氣。
白芝	主治嚴重咳逆之病，或氣從下腹沖至胸口喉嚨及頭部的上氣之病。對肺臟有益，能使口鼻通暢，使肺中的魄氣安順。
黃芝	主治心腹，亦即胸腹部位疾病，或風、暑、暴飲暴食、過勞、濕寒等五種邪氣所造成的疾病。對胰臟引起的脾氣有益，可使心臟的神氣安順。
紫芝	主治耳聾，同時可促進關節機能，可安心神，有益腎臟的精氣，強健筋骨使氣色好轉。

Q3 如何分別靈芝的真偽？

赤芝菌蓋呈半圓形、腎形或數個重疊或黏連而呈不規則傘形；背面黃棕、黃褐至紅褐色，表面有光澤，橫紋明顯，有很多孢子。紫芝菌半圓形、腎形或不規形，分支狀；表面紫黑，有漆樣光澤，具明顯同心環。靈芝有一般菌類的微香，但其味道很苦，纖維性很強，咬之如木渣；假靈芝在色、香、味方面均與上述不同。

Q4 怎樣才算好靈芝？

靈芝沒有特殊加工方法，商品為統貨，不分等級。在市面上或旅遊點常見的包括成朵的、切片的，以及磨成粉的。切片及粉狀的靈芝難以用肉眼分辨好壞，需採用顯微分析或化學分析鑑別。而成朵的靈芝，則可從其色澤、厚薄、比重等方面判斷。優質的原木赤芝的朵形呈圓形或腎形，菌側生，柄扁柱形，肉厚，其菌蓋的背部或底部一般呈黃褐色或金黃色為最佳；紫芝菌柄紫黑色有光澤，邊緣鈍圓，呈白色則屬其次，呈灰白色而管孔大者則更次等，因孢子在靈芝實體飄散過程中已經將孢子粉全噴射，其藥用價值相對較低。

Q5 如何培植人工靈芝？

靈芝是一種腐生性真菌，野生靈芝一般在枯死的木材上生長，人工培植的則採用段木、鋸木屑或其他代料栽培種菌，栽培方法包括瓶栽、盆栽、塑膠袋栽、菌磚栽、段木栽等。段木栽培的靈芝生長時間可長達幾年，瓶栽、盆栽、袋栽的則比較快，從栽培到子實體長出只需 20 天左右，40 天左右就能完成一個生長周期。現在則已改用櫟樹、栗樹、梅樹、相思樹等原木，進行露地栽培或溫室栽培，以加強其實用化。

Q6 如何貯存靈芝？

貯存靈芝一般要求包括：乾燥、密封、避日照、防潮、防霉、防蟲蛀。靈芝購買回來後，應放在陰涼乾燥處貯存，不得與有毒物品、異味物品混合存放，並注意防止害蟲、鼠類危害。

Q7 如何控制靈芝的用量？

使用靈芝實體時，最好削成薄片才煎煮。如太硬削不動，可以先煮得柔軟些，再加以削薄。用量一般為 6-12 克；研成粉末的話，則使用 2-6 克。破壁孢子粉每次 1-2 克。

Q8 靈芝孢子是什麼？其功效與靈芝相同嗎？

靈芝孢子是靈芝實體的種子。孢子呈卵圓形，外層細胞壁較薄且透明，內層細胞壁較厚呈黃褐色並有疣狀凸起，靈芝成熟時會釋放出褐色的粉末，靈芝孢子粉是靈芝的精華所在，在自然環境下，細微孢子由子實體噴出飄散過程中收集難度較大，故更顯其珍貴。純靈芝孢子含有多種活性物質，其有效成分達靈芝實體約 70 倍。有抗缺氧、抗衰老、預防癌細胞生成，抑制癌細胞生長惡化，增強免疫力的功效。

Q9 靈芝孢子破壁是什麼意思？

天然靈芝孢子有雙壁外殼保護。破壁是指把靈芝孢子的外殼破碎，除去堅硬的外壁，令破壁後的孢子精華和營養能迅速被人體吸收。有效的靈芝孢子破壁方法，例如以超聲波擊破外殼再由高壓膨化破碎壁膜，可促進對其生物活性成分的提取及藥用價值研究。經過先進及良好的破壁方法，能增加孢子成分的提取，內含的靈芝營養成分，不會因破壁而遭化學物質破壞。但破壁後可能使孢子失去保護；在暴露的環境接觸氧氣和水分會被氧化，受潮、污染，或者被細菌侵腐致產生質變，反而不宜食用，並且會影響孢子的藥用價值。

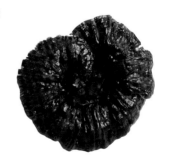

Q10 靈芝孢子與靈芝子實體有何分別？

靈芝孢子是靈芝子實體的種子，靈芝孢子粉是靈芝成熟時釋放出的褐色粉末。每 1000 公斤的靈芝子實體才能採集到 1 公斤的靈芝孢子粉。靈芝孢子與靈芝子實體功效相同；不論是靈芝食品或是靈芝孢子食品，高份子多糖體及三帖類含量愈多，其功效就愈大。

降血脂，降血壓

靈芝決明子茶 茶

適用於高血壓、高血脂者。

材料：

靈芝 10克

決明子.....................10克

做法：

❶ 材料洗淨，瀝乾水分。

❷ 決明子用白鑊炒黃，與靈芝一同加水煎煮。

食用：代茶飲，每日1劑。

⚠ 大便不暢者可稍加重決明子以潤腸通便。

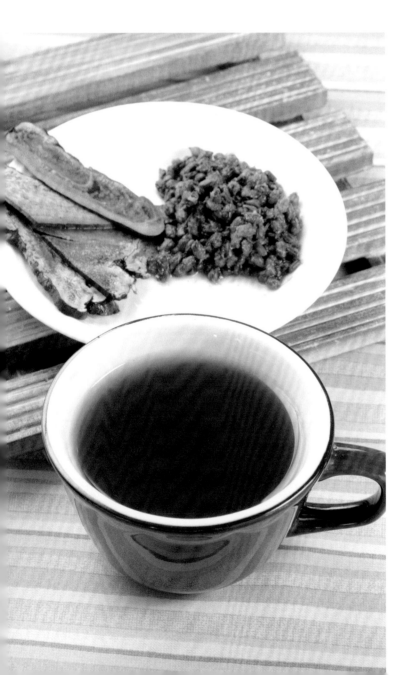

茶　益氣養肝，補腎養髮

首烏靈芝茶

適用於慢性肝炎、頭髮早白者。

醫師點評 靈芝具有益氣養肝的功效；製首烏補腎養髮。

材料：製首烏20克，靈芝10克。

做法：

❶ 材料洗淨，瀝乾水分。

❷ 燒滾適量水，加入製首烏和靈芝煎煮。

食用：代茶飲。

 需常飲才有功效。

茶　益氣活血，通經活絡

靈芝田七飲

適用於氣虛血瘀之冠心病、心絞痛。

醫師點評 靈芝具有益氣養心的功效；田七活血通經。

材料：靈芝30克，田七片4克。

做法：

❶ 材料洗淨，瀝乾水分。

❷ 滾適量水，加入靈芝和田七片同煎煮，慢火煮1小時，取汁。

❸ 再加水煎煮，取汁，與第1次煎煮之汁液混合飲用。

食用：早晚分服，連服10日。

 每次飲少量，避免加重心臟負荷。

糖水　止咳平喘，潤肺化痰

靈芝蜂蜜水

適用於肺氣虛弱所致咳喘氣促，咯痰不爽。

醫師點評 靈芝具有止咳平喘的功效；蜂蜜具有健脾和胃，潤肺化痰的功效。

材料：蜂蜜20克，靈芝10克。

做法：

❶ 靈芝洗淨，瀝乾水分。

❷ 燒滾400毫升水，加入靈芝煎煮20分鐘，待稍涼後加入蜂蜜拌勻。

食用：代茶飲，1日服完。

痰濕咳喘者不宜。

糖水　益氣健脾，潤肺止咳

靈芝大棗蜂蜜飲

適用於肺脾虛弱所致氣短乏力，容易感冒，咳嗽少痰。

醫師點評 大棗具有益氣健脾的功效；靈芝止咳平喘；蜂蜜潤肺止咳。

材料：大棗60克，靈芝15克，蜂蜜適量。

做法：

❶ 大棗、靈芝洗淨，瀝乾水分。

❷ 燒滾適量水，加入大棗和靈芝加水煎煮，待稍涼後加蜂蜜拌勻。

食用：經常飲用。

痰濕咳喘者不宜。

益氣養陰，健脾和胃，強筋健骨

靈芝芙蓉雞 小菜

適用於氣陰虛弱所致胃口欠佳、腰膝痠軟。

醫師點評

光雞、雞蛋白、火腿茸、靈芝具有益氣養陰，健脾和胃，強筋健骨的功效；芹菜可調味且降陰虛之火。

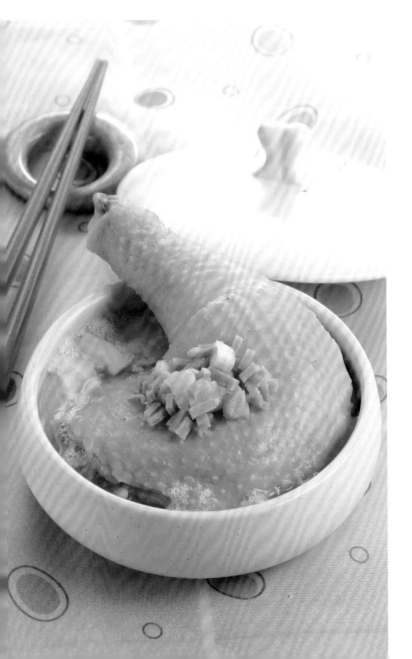

材料：

光雞	1隻
雞蛋白	2隻
火腿茸	1湯匙
芹菜茸	1湯匙
靈芝粉	5克
鹽	適量
薑片	適量
葱段	適量
酒	適量
魚露	適量
胡椒粉	適量

做法：

❶ 材料洗淨，瀝乾水分。

❷ 光雞用粗鹽擦洗淨，將鹽，薑片、葱段、酒放入雞腔，醃片刻。

❸ 光雞汆水，取出去掉大骨，雞肉切塊，放燉盅內，雞皮向上，加入魚露、靈芝粉、胡椒粉和2碗水，大火蒸30分鐘。

❹ 雞蛋白打成蛋液，倒在雞肉上拌勻，蓋上燉盅蓋，續蒸30秒後取出。撒上火腿茸、芹菜茸。

食用：佐餐食用。

❗ 此食譜為2-3人量。

小菜 益氣養陰、悅色養顏

靈芝滷蛋

適用於氣陰虛弱之面色無華、氣短乏力。

醫師點評 雞蛋、靈芝合用具有益氣養陰、悅色養顏的功效。

材料：雞蛋10隻，靈芝片5克，滷水料1份，生抽、鹽各適量。

做法：
① 靈芝片、滷水料洗淨，瀝乾水分。
② 雞蛋焓熟，待涼後以筷子輕敲蛋殼至出現少許裂痕。
③ 燒滾適量水，加入靈芝片和滷水料，再加生抽和鹽煮滾5分鐘。
④ 放入雞蛋，慢火煮2小時，熄火後焗1小時至雞蛋入味。

食用：當點心用。

 每日食雞蛋1隻，約10天一療程。

湯 益氣養陰，防癌抗癌

靈芝無花果雪梨湯

適用於氣陰兩虛之抗病力弱、易疲倦乏力、口乾咽燥、胃口欠佳者。

醫師點評 靈芝、無花果、雪梨三味合用可具有益氣養陰，防癌抗癌的功效。

材料：靈芝15克，無花果15粒，雪梨2個，鹽適量。

做法：
① 材料洗淨，瀝乾水分。
② 靈芝用水略浸軟後剪成細塊；雪梨去皮、去核、切片。
③ 煮滾10碗水，加入所有材料煮1小時，加鹽調味。

食用：經常飲用。

 需頻頻飲用才能發揮功效。

湯 清肺化痰，止咳平喘

靈芝雪耳湯

肺熱咳嗽，咳甚氣喘，咯痰，口乾少津，或大便偏乾，失眠，飲食欠佳，精神疲乏。

醫師點評 冬筍、小棠菜、雪耳、火腿合用具有清肺化痰止咳的功效；靈芝止咳平喘。

材料：冬筍、小棠菜各60克，雪耳10克，火腿5克，靈芝1克，上湯、酒、鹽適量。

做法：
① 材料洗淨，瀝乾水分；靈芝切小片。
② 小棠菜、火腿洗淨，切小菱形片。
③ 雪耳用水浸軟，洗淨，去蒂，用手撕碎。
④ 鍋內放入上湯，加入酒、再放入雪耳、靈芝、冬筍、小棠菜、火腿，用大火燒沸，轉慢火煲40分鐘，撇去浮沫，下鹽調味即成。

食用：喝湯吃料。

 可加生薑以加強暖胃的效果。

湯 寧神定心，健腦益智

紫靈芝益腦湯

適合經常不能集中精神的小童，以及壓力大、容易神經衰弱的成人。

醫師點評 紫靈芝及雞心棗合用具有寧神定心的功效；鵪鶉、益智仁、天麻合用具有健腦益智的功效。

材料：鵪鶉1隻，紫靈芝40克，益智仁、天麻各15克，雞心棗10粒。

做法：
① 材料洗淨，瀝乾水分。
② 鵪鶉去內臟，汆水。雞心棗去核。
③ 所有材料加入適量水煮2小時，加鹽調味。

食用：喝湯食肉。

 平日需配合適當的運動才能有更好的效果。

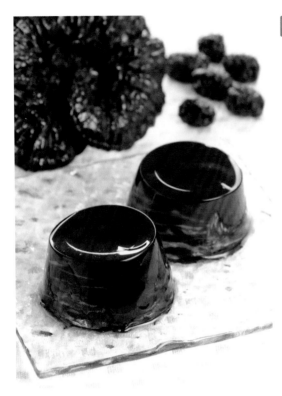

靈芝凍

適用於氣血虛弱引致的口乾舌燥、睡眠不穩等。

醫師點評 靈芝、紅棗合用可益氣養血；果凍、冰糖以潤燥。

材料：靈芝、果凍粉各 10 克，紅棗 10 粒，冰糖適量。

做法：
1 紅棗洗淨，去核。靈芝洗淨。
2 靈芝加 2 碗水煮滾，轉慢火續煮 30 分鐘，取汁。
3 紅棗加入靈芝汁，煮 15 分鐘後加冰糖，融化後加入果汁粉。
4 倒入容器待涼，放雪櫃雪至凝固。

食用：當點心食用。

❗ 腹瀉、腸胃虛寒者不宜多服。

百合靈芝糕

適用於肺燥咳嗽、虛煩失眠者。

醫師點評 百合、靈芝、杞子合用可潤肺止咳，養心安神。

材料：百合 50 克，靈芝 30 克，糖、麵粉各 20 克，杞子 5 克。

做法：
1 材料洗淨，瀝乾水分。
2 百合、靈芝磨成粉，與麵粉、糖拌勻，加適量水搓成粉糰，趁熱倒入已抹油的糕盆中，抹平，隔水蒸約 45 分鐘。
3 蒸至將熟時，撒上杞子，續蒸至全熟。

食用：每日食用 2 次，2 次食完。

❗ 血糖高者可減少糖的用量。

靈芝大棗粥

適用於預防癌症的輔助食療。

醫師點評 靈芝、大棗合用可健脾益氣、防癌抗癌；白米健脾和中。

材料：白米 100 克，靈芝 15 克，大棗 10 粒，鹽或糖適量。

做法：
1 材料洗淨，瀝乾水分。
2 靈芝切成小塊，加 8 碗水煮滾，取汁。
3 白米、大棗加入靈芝汁內，煮成粥，加鹽或糖調味。

食用：每日服 1 次。

❗ 需常服用才能見效果。

蓮子

蓮子是廣大市民煲湯時常用的材料之一，主要原因是蓮子味道偏甘、藥性平和，不寒涼不溫燥，且功效較全面，蓮子也是三焦並補的中藥材，上焦可養心安神，中焦可健脾補虛，下焦可補腎固精，較適合用於久病體虛及虛不受補者。

藥材 ID

別名：藕實、水芝丹、蓮蓬子、蓮肉、蓮米、澤芝、湘蓮、白蓮肉、建蓮肉。

【性味歸經】

味甘、微澀，性平；入心、脾、腎經。

【功效主治】

養心安神，補脾益腎，固精澀腸，健腦益智，消除疲勞。主治心虛或心腎不交引致心悸、失眠、晚上多夢、腎虛遺精、尿頻、久痢，脾虛引致泄瀉，婦女崩漏帶下、食慾不振等病。老熟的蓮子還有止嘔、開胃等功用。此外，蓮子還可以強心、降壓、鎮靜、抗衰老等。

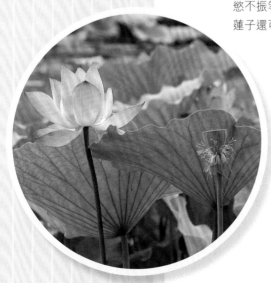

降血壓	主要應用於高血壓。動物實驗證明，蓮子芯中的甲基蓮心鹼，可以明顯降低血管阻力、擴張外周血管，能有效地令血壓下降。此外，蓮子所含的非結晶形生物鹼 N-9，也有降血壓的作用。
對抗心律不齊	主要應用於心臟病等。動物實驗顯示，蓮子所含的蓮心鹼、甲基蓮心鹼和異蓮心鹼均能顯著改善冠狀動脈造成的缺血再灌注心律失常，當中尤以甲基蓮心鹼有較強的鈣拮抗作用，能最有效縮短心律失常持續的時間。
抗心肌缺血	主要應用於心肌梗塞等。實驗結果表明，蓮子的蓮心鹼可以令心肌梗塞範圍明顯縮小，具有抵抗心肌缺血的作用。
抗衰老	主要應用於早衰綜合症。蓮子所含的棉子糖，是老少咸宜的滋補佳品。根據動物實驗顯示，食用蓮子可以延長壽命。蓮子含有豐富的鈣、磷、鐵和各種維他命，能有效增強身體的免疫能力。

防癌	主要應用於鼻咽癌。現代研究發現，蓮子中含有一種名為氧化黃心樹寧鹼的物質，這種物質可以用來幫助抑制鼻咽癌。
補精	主要應用於早泄、夢遺。蓮子含有豐富的磷，磷是細胞核蛋白許多酶的主要組成部分，能幫助身體進行蛋白質、脂肪、醣類代謝，並且可維持酸鹼平衡，對精子的形成也有重要作用。蓮子中的蓮子鹼有平抑性慾的功用，青少年夢多、遺精頻繁或滑精，食用蓮子可達到止遺澀精的作用。
對骨骼和牙齒的保健	主要應用於骨骼、牙齒生長及疾病。蓮子中的鈣、磷和鉀含量非常豐富，還含有多種維他命、微量元素、荷葉鹼、金絲草苷等物質，這些都是構成骨骼和牙齒的成分，可見蓮子對骨骼和牙齒的長成起重要作用。

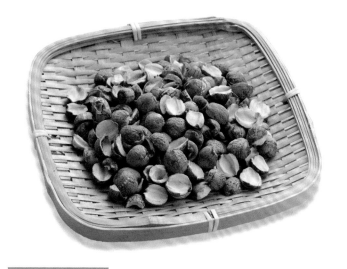

注意事項
大便乾結難解或腹部脹滿
的人不宜食用蓮子。

經典食療方

桂圓蓮子甜湯

蓮子、桂圓各 30 克,砂糖、冰
糖各適量。每天服一劑。

具有養心安神的功效。適用於
心煩失眠。

蓮子紅棗桂圓飲

蓮子、紅棗、桂圓各 50 克,紅
糖適量。每天服一劑。

具有補中益氣,養血安神的功
效。適用於產後或病後出現氣
血不足之心悸失眠。

冰糖雪耳蓮子甜湯

蓮子 100 克,雪耳 50 克,冰
糖適量。每天服一劑。

具有健脾益氣,滋陰潤肺的功
效。適用於肺燥咳嗽,乾咳少
痰,口燥咽乾等。

茯苓蓮子雪耳飲

雪耳 15 克,蓮子、茯苓各 10
克,炙遠志 6 克,紅棗 6 粒,
蜂蜜適量。可經常飲用。

具有健脾和胃,養心安神的功
效。適用於心脾兩虛引致心悸
失眠、健忘神疲。

桑寄生蓮子蛋茶

雞蛋 2 隻,桂圓 50 克,蓮子
25 克,桑寄生 15 克,冰糖適
量。每天服一劑。

具有健脾益腎,強壯筋骨的功
效。適用於脾腎虛弱之胃口欠
佳,腰腿痠軟。

實用錦囊

Q1 蓮子有哪些食用方法？

蓮子可以單味內服，煎成藥劑，也可以配合其他藥物，製成藥丸、藥散等，或煎成藥劑、茶劑服用。此外，蓮子還可以和其他食物一起製成菜餚、粥類和飯類等。

Q2 蓮子怎樣有效保健配伍？

蓮子通常的配伍與保健功效如下：

配人參、白朮、茯苓、砂仁：	用於脾胃虛弱，食少乏力，嘔吐泄瀉。
配補骨脂、肉豆蔻、五味子、人參：	用於脾虛久痢不止。
配黃連、人參：	清熱毒，養胃止嘔。
配益智仁、龍骨：	用於小便白濁。
配酸棗仁：	用於心慌不定，心悸，失眠。
配白茯苓、丁香：	用於產後咳逆。
配金櫻子：	用於腎虛失精。
配百合、薏苡仁、沙參：	用於心腎不交。
配芡實、沙苑、蒺藜、龍骨：	用於婦女帶下。
配陳皮、白朮、茯苓、炒麥芽：	用於氣弱易飽。
配白朮、芡實：	用於久泄久瀉。

Q3 蓮子有品種之分嗎？

蓮子的品種可分為以下五種：
1. 湖北的「湘蓮」、「鄂蓮」。
2. 湖南的「湘蓮」、「芙蓉蓮」。
3. 江西的「贛蓮」。
4. 福建的「建蓮」。
5. 浙江的「宣蓮」。

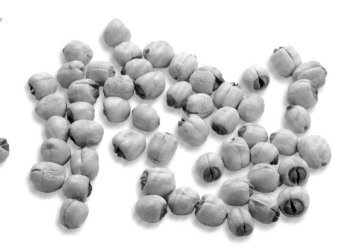

Q4 怎樣選購蓮子？

選購蓮子時，應以顆粒大、飽滿、皮色淡紅、皮紋細緻、質地堅實、無皺者為佳。不要購買和食用變黃和有發霉跡象的蓮子。

Q5 如何貯藏蓮子？

蓮子不能受潮受熱，受潮會容易被蟲蛀，受熱則會令蓮芯的苦味滲進蓮子肉。為免受潮受熱，可以把蓮子放進袋內密封，然後存放在乾爽陰涼的地方。

Q6 如何注意蓮子的用量？

一般來説，蓮子的食用份量是 6 至 20 克。

Q7 怎樣分辨蓮子的真偽？

蓮子是睡蓮科植物蓮的成熟果實，偽品苦石蓮是豆科植物喙莢雲實的種子，它們在性味歸經、治療效用和成分都不相同，食用偽品蓮子會影響食療功效。真品蓮子呈橢圓形或類球形，表面淺黃棕色至紅棕色，有細縱紋和較寬的脈紋；偽品蓮子呈橢圓形或長圓形，兩端鈍圓。真品蓮子的外殼呈灰黑色，表面平滑，一端有小圓凹點，深棕色，多有裂口，其周邊略下陷；偽品蓮子表面呈烏黑色或黑棕色，有時會呈現橫環紋或橫裂紋，基部有小圓形合點。真品蓮子味道微苦，偽品蓮子味道極為苦辛。

Q8 用蓮子入饌時，應除去蓮芯嗎？

蓮子用作保健藥膳食療時，一般不除去蓮芯。蓮芯是蓮子中央的青綠色胚芽，味苦、性寒，具有清熱、安神、固精、強心的功效。用蓮芯泡水飲用或研成粉末吞服，可治療高燒引起的煩燥不安；蓮子與芯一起食用，可清心安神、交通心腎。

Q9 哪些人適宜食用蓮子？

以下人士適宜食用蓮子：

- 體質虛弱、心慌、失眠多夢、遺精的人；
- 脾虛氣弱、慢性腹瀉的人；
- 接受放射性治療或化療後的癌症病人；
- 脾腎虧虛、白帶過多的婦人。

Q10 哪些人不適宜食用蓮子？

大便乾結難解或腹部脹滿的人不宜食用蓮子。

健脾止瀉、養心安神

冰糖蓮子汁

糖水

適用於脾腎虛弱所致易腹瀉、心神不寧、睡眠欠佳者。

材料：

蓮子 30克

冰糖 .... 適量

做法：

❶ 蓮子洗淨，用溫水浸軟，去芯。

❷ 蓮子放進鍋內，加入適量清水，用大火煮沸後，改用小火煎煮1小時。

❸ 把蓮子汁倒進杯內，加入冰糖，拌勻即成。

食用：每天1劑，代茶飲用。

❗ 大便燥結者不適宜多食用。

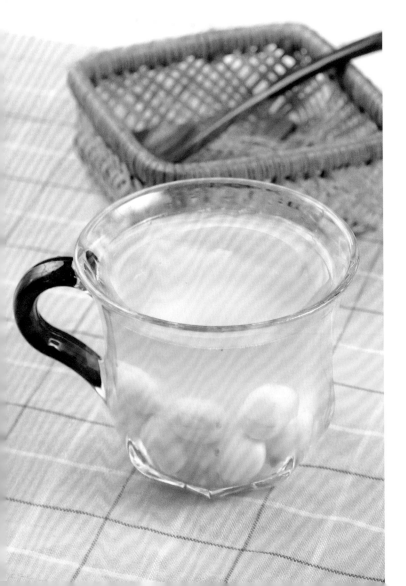

糖水 健脾益氣，養心安神

蓮肉冰糖人參

適用於氣短聲低，神疲乏力，睡欠安寧。

醫師點評 蓮子、人參合用具有健脾益氣，養心安神的功效；冰糖養陰潤燥。

材料：蓮子30克，人參10克，冰糖適量。

做法：
1. 蓮子、人參洗淨，蓮子去芯。
2. 蓮子、人參、冰糖放進燉盅內，加入適量清水，加蓋，隔水燉煮1小時即成。

食用：每天1劑。人參可重複連用3次，最後一次飲用時，可連同人參一起食用。

⚠ 大便燥結者不宜飲多食用。

糖水 益腎固精，養心潤肺

鴿蛋百蓮甜湯

適用於腎虛陽痿早泄、心神不寧、口乾咽燥、乾咳少痰。

醫師點評 鴿蛋、蓮子、百合配合應用具有益腎固精，養心潤肺的功效；砂糖清潤生津。

材料：鴿蛋3隻，蓮子30克，百合20克，砂糖適量。

做法：
1. 蓮子、百合洗淨，蓮子去芯。
2. 鴿蛋煮熟後剝去外殼備用。
3. 蓮子、百合、鴿蛋放進鍋內，加入適量清水，煮至蓮子百合熟爛後，加入砂糖，待砂糖完全融化即成。

食用：每天1次，連續飲用15天。

⚠ 糖尿病者糖不適放太多。

茶 健脾止瀉，補血安神

桂圓蓮芡茶

適用於脾虛腹瀉，心神失養之自覺心慌心跳。

醫師點評 蓮子、芡實合用具有健脾止瀉的功效；桂圓補血安神。

材料：蓮子、芡實、桂圓各20克。

做法：
1. 蓮子、芡實、桂圓洗淨。蓮子去芯；芡實搗成粗末。
2. 以上材料放進鍋內，加入適量清水，用大火煮沸後，倒進保溫瓶內焗20分鐘即成。

食用：代茶飲用，連渣一起食用。

⚠ 便秘者不宜多食。

茶 健脾益氣，袪濕和胃

太子參蓮子飲

適用於脾胃虛弱之疲倦乏力、胃口欠佳、大便稀爛等。

醫師點評 淮山、太子參、薏苡仁、扁豆、麥芽、蓮子合用可健脾益氣、袪濕和胃；白芍、大棗、葛根養陰和胃；山楂、雞內金消食和胃。

材料：淮山10克，太子參、薏苡仁、扁豆、麥芽各8克，蓮子、山楂、白芍各6克，雞內金5克，葛根3克，大棗2粒。

做法：
1. 所有材料洗淨。蓮子去芯；淮山用溫鹽水浸泡15分鐘。
2. 所有材料放進鍋內，加入適量清水，用慢水煎煮1小時，取汁即成。

食用：每天1劑，每劑煎煮2次，分2次飲用。

⚠ 濕熱偏重者不宜多服用。

健脾益氣，益腎安胎

蓮子芡實烏雞湯

適用於妊娠期脾腎虛弱之胃口欠佳、小便頻密。

醫師點評
烏雞、淮山、蓮子配合
用以健脾益氣，益腎
安胎；芡實具有補腎固
精，健脾祛濕的功效。

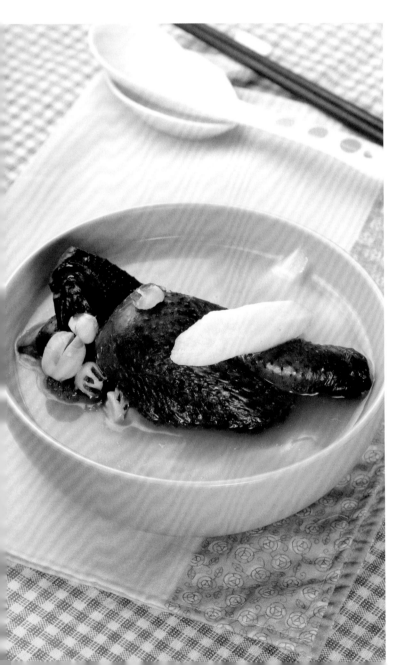

材料：

烏雞	1隻
鮮淮山	60克
鮮蓮子	50克
芡實	20克

醃料：

薑	適量
生粉	適量
生抽	適量
糖	適量
鹽	適量

做法：

1. 鮮蓮子、芡實、鮮淮山、薑洗淨。鮮淮山削去外皮，切成片；薑切成絲。

2. 烏雞劏洗淨，用醃料醃20分鐘。

3. 把適量清水放進鍋內，用大火煮沸後，加入鮮蓮子、鮮芡實、鮮淮山，煮沸後改用小火煮20分鐘，再加入烏雞，煮至烏雞熟爛，下鹽調味即成。

食用：佐餐食用。

 便秘者少食。

湯 健脾益心，養血安神，調補肝腎

桂圓蓮杞豬骨湯

適用於氣血虛弱、肝腎不足之心煩失眠、疲倦乏力、尿頻、眼矇者。

醫師點評 豬骨益腎壯骨；桂圓、蓮子合用健脾益氣，養血安神；芡實、枸杞子調補肝腎。

材料：豬骨600克，桂圓、蓮子、芡實各30克，枸杞子20克，鹽適量。

做法：
❶ 蓮子、芡實、枸杞子、桂圓洗淨，蓮子去芯。
❷ 豬骨洗淨，汆水備用。
❸ 以上材料放進鍋內，加入適量清水，用大火煮30分鐘後，改小火煮2小時，下鹽調味即成。

食用：佐餐食用。

❗ 陰虛火旺者不宜食多。

湯 健脾益氣、生津止渴

洋參蓮子木瓜湯

適用於氣陰虛弱之氣短乏力、咽乾舌燥、胃口欠佳。

醫師點評 豬瘦肉、蓮子合用可健脾益氣；木瓜、西洋參合用可清潤生津。

材料：木瓜1個，豬瘦肉200克，鮮蓮子60克，西洋參10克，鹽適量。

做法：
❶ 鮮蓮子、西洋參、木瓜洗淨。蓮子去芯；木瓜去皮去瓤，切成塊。
❷ 豬瘦肉洗淨，汆水後切成塊。
❸ 以上材料放進鍋內，加入適量清水，用大火煮沸後，改小火煮3小時，下鹽調味即成。

食用：佐餐食用。

❗ 舌苔發白，顯示濕重者不宜多食。

粥 健脾益腎，潤肺止咳

淮山蓮子粥

適用於肺脾腎虛弱所致口乾咽燥、胃口欠佳、小便頻數者。

醫師點評 小米可和中益腎；淮山、蓮子、冰糖合用可健脾、益腎、潤肺。

材料：小米80克，鮮淮山60克，蓮子30克，冰糖適量。

做法：
❶ 蓮子洗淨，去芯；鮮淮山削去外皮，洗淨後切成絲。
❷ 小米淘洗淨。
❸ 淮山和小米放進鍋內，加入適量清水，煮30分鐘，再加入蓮子和冰糖，煮成粥即成。

食用：早、晚餐食用。

❗ 小米偏寒涼，脾胃偏寒者不宜放太多。

粥 護肝益腎，健脾和中

桂蓮杞子粥

適用於陰血不足引致暈眩倦怠、腰膝痠軟。

醫師點評 小米可和中益腎；枸子養肝護肝；蓮子、桂圓、紅糖合用可健脾和中、養血活血。

材料：蓮子、小米各50克，桂圓、枸杞子各30克，紅糖適量。

做法：
❶ 蓮子、桂圓、枸杞子洗淨，蓮子去芯。
❷ 小米淘洗淨。
❸ 以上材料放進鍋內，加入適量清水，用大火煮沸後改小火續煮，快成粥時，加入紅糖，待紅糖完全融化即成。

食用：每天1劑，隨意食用。

❗ 糖尿病人不宜食用過多。

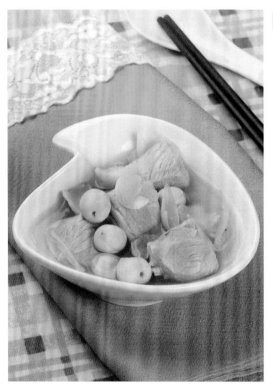

小菜 健脾益氣，滋陰潤肺，安定神志

蓮子百合燜豬肉

適用於心脾不足引致失眠心悸，肺陰虛引致低熱乾咳。

醫師點評 豬瘦肉益氣養陰；蓮子、百合配用可健脾養心，且百合還可潤肺止咳。

材料：豬瘦肉250克，蓮子、百合各50克，薑、葱、油、酒、鹽各適量。

做法：
1. 蓮子、百合洗淨，蓮子去芯。
2. 薑、葱洗淨，切成絲；豬瘦肉洗淨，汆水後切成小塊。
3. 燒熱油鍋，加入豬瘦肉略炒，再加入蓮子、百合，稍為翻炒，然後加入薑、葱、油、鹽和適量清水，用小火燜1小時即成。

食用：佐餐食用。

> ⚠ 痰多濕重的咳嗽患者不宜多食。

小吃 健脾益腎，養心安神，潤肺生津

冰糖蓮子

適用於失眠多夢，心煩尿頻，帶下腹瀉。

醫師點評 蓮子具有健脾益腎，養心安神的功效；冰糖潤肺生津。

材料：蓮子250克，冰糖200克。

做法：
1. 蓮子洗淨，去芯。
2. 蓮子煮3分鐘後倒去沸水，撈出蓮子備用。
3. 冰糖放進鍋內，加入適量清水，煮至冰糖完全融化，加入蓮子，用小火煮30分鐘即成。

食用：當點心食用。

> ⚠ 糖尿病患者不宜多食。

小吃 養心益腎

蓮子蛋

適用於心腎不交引致心悸失眠。

醫師點評 雞蛋配蓮子具有養心益腎的功效；冰糖潤燥生津。

材料：雞蛋2隻，蓮子40克，冰糖適量。

做法：
1. 蓮子洗淨，去芯。
2. 雞蛋煮熟後取出，剝去蛋殼。
3. 蓮子放進鍋內，加入適量清水，煮至蓮子熟後，加入雞蛋和冰糖，再煮10分鐘即成。

食用：當點心食用。

> ⚠ 糖尿病患者不宜多食。

當歸

坊間有稱當歸為補血聖藥或者補血要藥。主因是當歸的補血效用快，並具有補而不滯的特點，許多補血藥服用後容易導致腸胃消化功能減弱的「腸胃滯」現象，如阿膠、熟地等藥，而服用當歸不會有此現象。當歸的功效很多，如補血、活血、調經、止痛、止癢、潤腸、養顏、止久咳，平氣喘等，因此，有些人特別喜歡服用當歸，但短時間服用過多易導致「溫燥」過敏等虛不受補現象。故久病體虛需要補養身體者每次服用量不宜多。

藥材 ID

別名：秦歸、雲歸、西歸、岷歸。

【性味歸經】

當歸味辛、甘，性微溫；歸心、肝、脾三經。

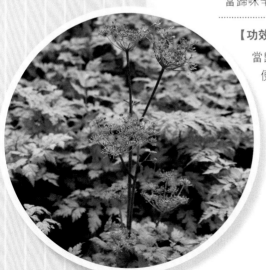

【功效主治】

當歸具有補血活血、調經止痛、生肌健骨、潤腸通便的功效，可用於血虛萎黃、心悸暈眩、月經不調、經閉痛經、虛寒腹痛、腸燥便秘、風濕痹痛、跌打損傷、癰疽瘡瘍、久咳氣喘。

影響心血管系統	主要應用於冠心病等。當歸的阿魏酸可降低心肌耗氧量。令中毒引致的心律失常轉為正常節律,降血壓,抗血栓形成。		護肺	主要應用於肺炎、支氣管炎、咳嗽等。當歸的阿魏酸能清除自由基,令肺間質纖維化顯著減輕。當歸的正丁烯夫內酯和藁本內酯,能鬆弛氣管平滑肌,對抗組織胺-乙酰膽鹼引致的支氣管哮喘。
降血脂	主要應用於高脂血症、脂肪肝等。當歸阿魏酸,能顯著抑制血清膽固醇水平升高。此外,可抑制肝臟合成膽固醇。		護腎	主要應用於腎炎等。當歸能改善腎小球的過濾功能,改善腎小管的重吸收功能,並能促進腎小管病變的恢復。
抗貧血	主要應用於貧血。當歸阿魏酸能促進血紅蛋白和紅血球細胞的生成。促進多能造血幹細胞分化,刺激骨髓造血。此外,當歸中的菸酸、維他命 B_{12}、β-谷甾醇、亞葉酸等都跟造血功能有關。		對子宮的雙重調節作用	主要應用於子宮發炎、經痛等。當歸的水溶性或醇溶性非揮發物質能興奮子宮肌,令子宮的收縮加強。當歸精油(不溶於水中)的成分則可以抑制子宮,減少子宮節律性收縮,令子宮弛緩。
護肝	主要應用於脂肪肝、肝硬化、肝炎等。當歸能保護細胞 ATP 酶、葡萄糖-6-磷苷酸酶、5-核苷酸酶和琥珀酸脫氧酶的活性。對慢性肝損害有一定減輕纖維化作用。		抑菌抗炎	主要應用於多種細菌感染性疾病等。當歸的酚性油對痢疾桿菌、變形桿菌、溶血性鏈球菌有抑制作用。並可抑制慢性炎性損傷等。
影響免疫系統	主要應用於免疫功能低下等。當歸的阿魏酸鈉和當歸多醣對免疫力功能低下者有免疫調節和恢復作用。此外,多醣能提升 T 淋巴細胞的數量,提高巨噬細胞的吞噬功能,調節身體非特異性免疫功能。		抗氧化	主要應用於早衰。當歸的阿魏酸能抗脂質過氧化,能直接消除自由基,保護膜脂質抵抗自由基對組織的傷害。

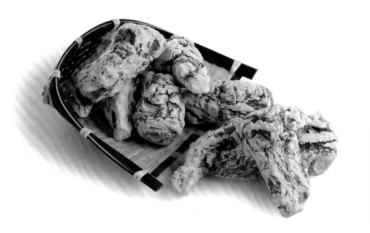

注意事項
① 崩漏經多的婦女宜慎用當歸。
② 孕婦不宜服用。

經典食療方

當歸紅棗茶

雞蛋2隻，桂圓、當歸各30克，紅棗6粒，紅糖適量。每天1劑，早、晚分服。

具有補血活血的功效。適用於貧血。

當歸棗蛋湯

雞蛋4隻，當歸、黃芪各50克，大棗10粒。佐餐食用。

具有益氣補血的功效。適用於氣血兩虛引致頭暈目眩、神疲乏力。

枸杞子當歸粥

粳米100克，當歸15克，枸杞子10克。早、晚餐食用。

具有補血明目的功效。適用於血虛萎黃，目澀眼矇。

當歸生薑羊肉湯

羊肉500克，生薑50克，當歸20克，紅棗5粒，油、鹽適量。佐餐食用。

具有溫經散寒，暖宮補血的功效。適用於婦女血虛寒凝引致小腹冷痛、頭痛頭暈。

當歸牛筋湯

牛筋100克，當歸50克，薑、葱、鹽各適量。佐餐食用。

具有補血活血，調經止痛的功效。適用於婦女月經不調、雙膝痠軟。

Q1 當歸有哪些食用方法？

當歸可以製成飲片，分歸頭片、歸身片、歸尾片及全當歸片，可製成藥方煎汁飲用，也可以用來調製成茶飲和酒。當歸除了可加進湯飲中，還可加入菜餚中。

Q2 當歸怎樣有效保健配伍？

當歸通常的配伍與保健功效如下：

配桂枝、芍藥、飴糖：	用於血虛有寒的腹痛。
配肉蓯蓉、火麻仁、首烏：	用於陰虛或血虛津虧、腸燥便秘。
配紅花、核桃、乳香：	用於跌打損傷。
配金銀花、丹皮、赤芍：	用於癰腫疼痛。
配薑活、獨活、桂枝、秦艽：	用於風濕麻痹。
配生薑：	能溫中散寒。

Q3 哪些藥材不適宜和當歸配伍？

根據《本草經集注》指出，當歸「惡南茹。畏菖蒲、海藻、牡蒙」；《藥論集》説當歸「惡熱面」。

Q4 怎樣選購當歸？

選購當歸時，以主根粗長、皮細、油潤，外皮呈棕黃色、斷面呈黃白色，質實體重，粉性足，香氣濃郁的為優質；主根短小，支根多，皮粗，味苦或辨味過重，斷面呈紅棕色的為質次。

Q5 當歸各部分有什麼不同的功效？

當歸不同的部分，功效也不同。《本草正義》説：「歸身主守，補固有功；歸尾主通，逐瘀自驗；而歸頭秉上行之性，便血溺血，崩中淋帶等之陰隨陽陷者，升之固宜。」可見傳統認為當歸身能補血，當歸尾能破血化瘀，當歸頭能止血，全當歸能補血活血。但現代研究發現，當歸頭、身、尾的揮發油和灰分幾乎相同，以現代科學的觀點，當歸頭、身、尾皆可通用。

Q6 如何貯藏當歸？

由於當歸除了含有揮發油外，還含有豐富的糖分，較容易走油和吸潮，所以當歸必須密封後，貯藏在乾燥和涼爽的地方。

哪些人不適宜食用當歸？

濕盛中滿、脘腹脹滿、大便溏泄者不宜食用當歸。此外，崩漏經多的婦女宜慎用當歸。現代研究指出，當歸在子宮腔內壓高時會增加子宮收縮，而在宮腔內壓不高時則無此作用，故此孕婦忌用。

當歸的生產主要分佈於什麼地區？

當歸的分佈地區如下：

當歸分佈於甘肅、寧夏、青海、陝西、湖北、四川、貴州、雲南等地。甘肅是中國最大的當歸生產地，大多數當歸主要產自甘肅的岷縣、宕昌、渭源、漳縣等地；雲南的維西、德欽、中甸、蘭坪的產量次之。

當歸的形態有何特徵？

當歸呈圓柱形，下部有 3 至 5 條支根，全長 15 至 25 厘米，表面呈黃棕色至棕褐色，帶有縱皺紋及橫長皮孔。當歸主要分為 3 個部分：歸頭、歸身、歸尾。歸頭直徑 1.5 至 4 厘米，上端呈圓鈍形，帶有環紋，並有紫色或黃綠色的莖和葉鞘的殘基；歸身表面凹凸不平；歸尾直徑 0.3 至 1 厘米，上粗下細，帶有裂縫和棕色點狀分泌腔。

當歸名字的由來有何典故？

《本草綱目》指出：「當歸調血，為女人要藥，有思夫之意，故有當歸之名。」此説法跟唐詩「胡麻好種無人種，正是歸時又不歸」的意思相同。《本草別説》則稱：「使氣血各有所歸。恐當歸之名，必因此出也。」

當歸的主產地是甘肅的岷縣，唐朝時，岷縣附近地方稱為「當州」，當地有一種特產名「蘄」，就是當歸，而古時候「蘄」和「歸」發音相同，因而叫「當歸」。

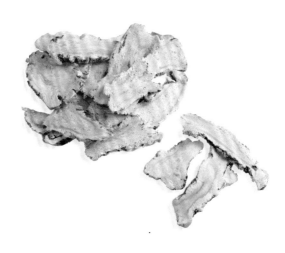

補腎，養血，生髮

首烏當歸白芍蜂蜜飲 茶

適用於腎虛血弱之斑禿、脫髮症。

醫師點評

熟地黃、當歸、生白芍、川芎合用養血活血；首烏、菟絲子、骨碎補合用補腎生髮；白朮、茯苓、蜂蜜合用健脾和胃，以助消化吸收。

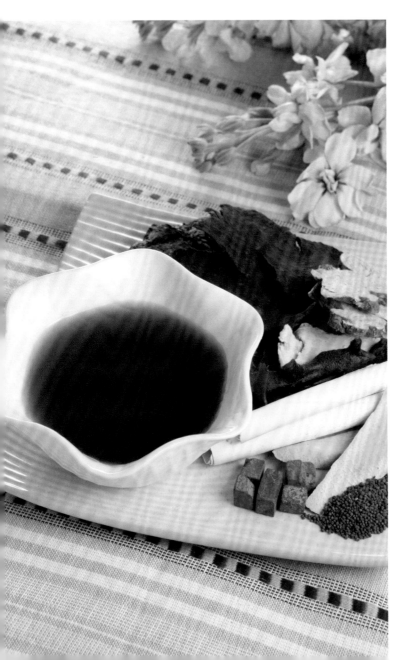

材料：

熟地黃	15克
當歸	12克
生白芍	9克
首烏	9克
菟絲子	9克
白朮	9克
茯苓	9克
黃精	9克
骨碎補	9克
川芎	6克
蜂蜜	適量

做法：

❶ 除蜂蜜外，將所有藥材洗淨。

❷ 以上藥材放進鍋內，加入適量清水，用小火煎煮1小時，隔渣取汁，再調入蜂蜜即成。

食用：每天1劑，分2次代茶飲用。

❗ 濕熱及實熱脫髮者不適宜。

茶 補血養陰，活血調經

益母草當歸雞蛋茶

適用於陰血不足之婦女久婚不孕或月經量偏少。

醫師點評 雞蛋、當歸合用補血養陰、活血調經；益母草活血調經。

材料：雞蛋2隻，益母草30克，當歸15克。

做法：

❶ 當歸、益母草洗淨。

❷ 雞蛋煮熟後，剝去外殼備用。

❸ 當歸、益母草放進鍋內，加入3碗清水，用小火煎煮至餘下1碗藥汁，隔渣留汁，再加入雞蛋，用小火繼續煎煮30分鐘即成。

食用：每天1劑。

> ⓘ 約7天1療程，身體虛弱者有時需2-3個療程才見效。

茶 祛瘀通絡，潤腸通便

歸尾赤芍蜂蜜飲

適用於瘀滯腸燥之痔瘡、便血、肛門墜脹疼痛。

醫師點評 皂角刺、赤芍、當歸尾、川芎合用祛瘀通絡；白芍、蜂蜜合用潤腸通便。

材料：白芍、皂角刺各15克，赤芍12克，當歸尾、川芎各10克，蜂蜜適量。

做法：

❶ 當歸尾、川芎、赤芍、白芍、皂角刺洗淨。

❷ 所有藥材放進鍋內，加入適量清水，用小火煎煮2次，每次煎煮30分鐘。

❸ 合併2次煎煮的藥汁，待藥汁降溫後，加入蜂蜜拌勻即成。

食用：上、下午分服。

> ⓘ 血瘀症多見舌有瘀點或瘀斑、疼痛為刺痛，且較為固定。

湯 益氣補血，健脾和胃

歸芪牛肉湯

適用於氣血虛弱引致四肢冰冷、食慾不振、疲倦乏力。

醫師點評 牛肉益氣補血；當歸補血活血；黨參、黃芪健脾益氣和胃。

材料：牛肉500克，當歸、黨參、黃芪各20克，薑、蔥、酒、鹽各適量。

做法：

❶ 當歸、黨參、黃芪洗淨，放進紗袋中備用。

❷ 薑、蔥洗淨，薑切片，蔥切段。

❸ 牛肉洗淨，切塊。

❹ 藥材紗袋、牛肉、薑片、蔥段放進鍋內，加入酒和適量清水，用大火煮沸後，改用小火煮至牛肉熟爛，取出藥材紗袋，下鹽調味即成。

食用：佐餐食用。

> ⓘ 氣血虛弱者多見久病及大病後之體質，脈象多為沉而無力。

湯 滋補肝腎，健骨固齒

當歸杜仲排骨湯

適用於肝腎虧虛引致牙齒不固、筋骨痠痛、疲倦乏力、目澀眼矇。

醫師點評 豬排骨、紅蘿蔔、杜仲、枸杞子合用可滋補肝腎，健骨固齒；黃芪、當歸、黑棗合用益氣補血，以助補虛。

材料：豬排骨400克，紅蘿蔔50克，杜仲、黃芪、枸杞子各10克，當歸3克，黑棗3粒，薑、蔥、鹽各適量。

做法：

❶ 當歸、杜仲、黃芪、枸杞子、黑棗洗淨，黑棗去核；紅蘿蔔去皮，洗淨後切塊。

❷ 薑、蔥洗淨，薑切片，蔥切段；豬排骨洗淨。

❸ 當歸、杜仲、黃芪、枸杞子、黑棗、薑片、蔥段、豬排骨放進鍋內，加入適量清水，用大火煮沸後，改用小火煮2小時，然後加入紅蘿蔔，繼續煮30分鐘，下鹽調味即成。

食用：佐餐食用。

> ⓘ 此類病人舌多見淡而少苔。

紅棗百合歸芪湯

適用於氣血虛弱兼見血瘀之月經不調。

醫師點評 黃芪、紅棗合用健脾益氣養血；百合、當歸、紅糖合用養陰補血，活血通經。

材料：百合、黃芪各30克，當歸15克，紅棗4
　　　粒，紅糖適量。

做法：

❶ 當歸、黃芪、百合、紅棗洗淨，當歸、黃芪
　切片，紅棗去核。

❷ 當歸、黃芪放進鍋內，加入少量清水，煮沸
　後改用小火煎煮20分鐘，留渣留汁備用。

❸ 在另一個鍋內加入適量清水，煮沸後放進百
　合和紅棗，煮20分鐘後，加入當歸、黃芪
　和藥汁，再煮沸後，再加入紅糖，待紅糖完
　全融化即成。

食用：佐餐食用。

> ❗ 氣血虛弱者脈多無力，多見舌有瘀點或瘀斑、疼痛為刺痛，且較為固定，經有瘀塊等。

當歸大棗粥

適用於氣血不足之月經不調、閉經、經痛。

醫師點評 粳米、當歸、大棗、白糖合用可 補血調經，緩解止痛，潤腸通便，使補而不滯。

材料：粳米50克，當歸15克，大棗10粒，白
　　　糖適量。

做法：

❶ 當歸洗淨，放在溫水中浸泡；大棗洗淨；粳
　米淘洗淨。

❷ 當歸放在鍋內，加入少量清水，煎煮20分
　鐘後，隔渣取汁備用。

❸ 大棗、粳米、白糖放進另一個鍋內，加入當
　歸藥汁和適量清水，煮成粥即成。

食用：每天早、晚溫熱食用，

> ❗ 氣血不足者舌多見淡而少苔。10天為1個療程。

當歸豬腳粥

適用於婦女產後氣血虛弱之缺乳。

醫師點評 豬腳、粳米、當歸合用可益氣、活血、通乳，使補而不滯。

材料：豬腳350克，粳米100克，當歸10克，
　　　蔥、鹽各適量。

做法：

❶ 當歸、蔥洗淨，蔥切小粒；粳米淘洗淨。

❷ 豬腳刮毛，洗淨後斬塊。

❸ 當歸、豬腳放進鍋內，加入適量清水，煎煮
　成濃湯後，取出當歸，加入粳米，繼續煮成
　粥，快成粥時，撒下蔥花和下鹽調味即成。

食用：早、晚餐食用。

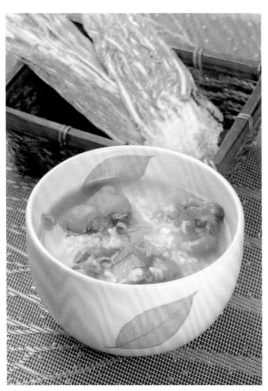

> ❗ 氣血虛弱者舌多見淡而少苔，脈沉無力。

`粥` 補中益氣，養血安神

當歸紅棗黑米糯米粥

適用於氣血虛弱所致頭暈氣短、心神不寧、胃脘不適者。

`醫師點評` 糯米、黑米、紅棗合用補中益氣、養血安神；當歸、延胡索合用補血活血；冰糖潤燥生津。

材料：糯米100克，黑米50克，當歸6克，延胡索3克，紅棗3粒，冰糖適量。

做法：
❶ 當歸、紅棗洗淨，紅棗去核；延胡索洗淨，放進紗袋中備用。
❷ 黑米、糯米淘洗淨，放在清水中浸泡3小時。
❸ 當歸、延胡索紗袋、糯米、黑米放進鍋內，加入適量清水，用大火煮沸後，改用小火煮30分鐘，加入紅棗，繼續煮15分鐘，再加入冰糖，待冰糖完全融化即成。

食用：早、晚餐食用。

❗ 氣血虛弱者舌多見淡而少苔，脈沉無力。

`小菜` 補血益氣，養肝壯骨

當歸排骨

適用於氣血虛弱引致腰膝痠軟無力、目澀眼矇。

`醫師點評` 豬排骨、枸杞子合用養肝壯骨；當歸、人參鬚合用補血益氣。

材料：豬排骨800克，枸杞子50克，當歸、人參鬚各20克，薑、葱、酒、鹽各適量。

做法：
❶ 當歸、人參鬚、枸杞子洗淨。
❷ 薑、葱洗淨，薑切片，葱切段；豬排骨洗淨，汆水備用。
❸ 當歸、人參鬚、枸杞子、豬排骨放進鍋內，加入酒和6碗清水，煮20分鐘後，下鹽調味即成。

食用：佐餐食用。

❗ 氣血虛弱者舌多見淡而少苔，脈沉無力。

`小菜` 益氣活血，養血安神

歸芪靈芝蒸雞

適用於氣血虛少所致心悸疲倦、胸翳氣短。

`醫師點評` 雞益氣補虛；當歸、枸杞子、田七、黃芪合用，益氣補血活血；靈芝、大棗合用養血安神。

材料：雞1隻，黃芪20克，當歸、靈芝、枸杞子各10克，大棗8粒，田七6克，薑、葱、清湯、鹽各適量。

做法：
❶ 當歸、靈芝、枸杞子、田七、黃芪、大棗、薑、葱洗淨，田七搗成碎末，薑切片，葱切段。
❷ 雞除去內臟，洗淨。
❸ 當歸、靈芝、田七碎末、黃芪放進雞腹內，把雞放進大碗內，加入枸杞子、薑片、葱段、鹽和和少量清湯，隔水蒸至雞熟爛即成。

食用：佐餐食用。

❗ 氣血虛少者舌多見淡而少苔，脈沉無力。

`小菜` 補血，活血，通乳

當歸豬腳

適用於婦女產後哺乳期。

`醫師點評` 豬腳、當歸合用補血，活血，通乳，用於婦女產後血虛的體質為多。

材料：豬腳800克，當歸25克，薑、葱、酒、鹽各適量。

做法：
❶ 當歸、薑、葱洗淨，薑切片，葱切段。
❷ 豬腳刮毛，洗淨後斬塊，汆水備用。
❸ 豬腳、薑片、葱段放進鍋內，加入適量清水，用大火煮沸後，改用小火煮至豬腳熟爛，撈出當歸，加入酒和下鹽調味即成。

食用：佐餐食用。

❗ 脾胃虛弱體質不宜多服，避免難以消化。

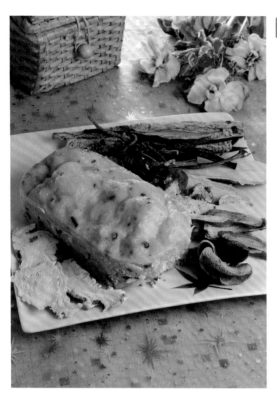

補中益氣糕

適用於中氣下陷之胃下垂或婦女中氣下陷之子宮垂脱。

醫師點評 小麥麵粉、黨參、黃芪、生薑、白朮等藥材合用補中益氣和胃；雞蛋、當歸合用養陰補血、活血調經。

材料：小麥麵粉500克，雞蛋5隻，黨參、黃芪各20克，生薑15克，當歸、白朮、陳皮各9克，甘草6克，升麻、柴胡、蘇打粉各5克，紅棗5粒，白糖適量。

做法：
1. 所有藥材洗淨，紅棗去核，藥材全部研成細末。
2. 雞蛋打進碗內，打發至起泡後，加入白糖繼續打發，直至雞蛋和白糖混和，再加入藥材細末、小麥麵粉和蘇打粉，打發至全部材料均勻混合起來。
3. 把雞蛋麵粉漿倒進蒸盤內，隔水蒸10分鐘，取出切成方形條即成。

食用：當點心食用。

❗ 舌多見淡而少苔，脈沉無力者適用。

當歸首烏蛋

適用於肝腎不足之頭暈耳鳴。

醫師點評 雞蛋、當歸、製首烏合用補血養陰活血，養肝益腎。

材料：雞蛋10隻，當歸、製首烏各15克，薑、葱、酒、鹽各適量。

做法：
1. 當歸、製首烏洗淨，當歸切片，製首烏切塊，一併放進紗袋內備用；薑、葱洗淨，薑切片，葱切段。
2. 當歸首烏紗袋、雞蛋放進鍋內，加水，再加入薑片、葱段、酒和鹽，用大火煮沸後，改用小火煮至雞蛋熟透。
3. 取出藥材紗袋和雞蛋。雞蛋剝去外殼後，再放回鍋內繼續煮2至3分鐘即成。

食用：每天1次，雞蛋可連同少量湯食用。

❗ 舌多見淡而少苔，脈沉無力者適用。

當歸咖喱燴飯

適用於氣血虛弱之貧血。

醫師點評 牛肉益氣養血；大米、番茄、紅蘿蔔、青豆、當歸合用益氣和胃、補血養陰。

材料：大米150克，番茄、牛肉各50克，紅蘿蔔20克，青豆15克，當歸10克，咖喱粉5克，糖、油、鹽適量。

做法：
1. 材料洗淨，紅蘿蔔切粒，番茄切塊；牛肉切片；大米煮成米飯備用。
2. 當歸、牛肉放進鍋內，加入少量清水，用小火燜至牛肉熟爛，牛肉連湯汁備用。
3. 紅蘿蔔和番茄入鍋，炒至熟透後，取出備用。
4. 燒熱油鍋，加入咖喱粉略炒，再加入米飯，炒至飯沾滿咖喱粉，放進番茄、紅蘿蔔、牛肉和湯汁，再加入糖和鹽，加入少量開水燜燴5分鐘，放進青豆略煮即成。

食用：當正餐食用。

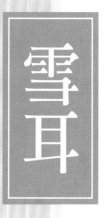

雪耳

雪耳得大地之精氣，可益氣、滋陰、潤肺，又可養胃之陰、潤胃之燥，因此被譽為食用菌中極佳之補品。

藥材 ID

別名：白木耳、銀耳、白耳、桑鵝、五鼎芝、白耳子、銀耳花。

【性味歸經】

雪耳性平，味甘、淡。歸肺、胃、腎經。

【功效主治】

雪耳滋補生津，潤肺養胃，主治虛勞咳嗽、痰中帶血、津虧口渴、病後體虛、氣短乏力。雪耳能增強人體的免疫能力，促進造血功能，在降血脂和降血糖方面有一定的功效。雪耳還可以起到預防腫瘤、抗炎、抗潰瘍、抗凝血、抗血栓形成和延緩衰老的作用。

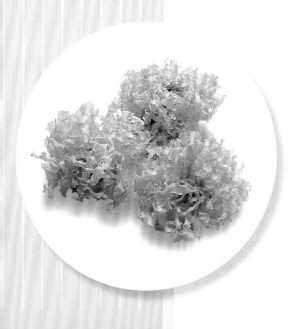

影響免疫系統	主要應用於免疫系統疾病。銀耳多糖可增強腹腔巨噬細胞的吞噬能力。雪耳還可促進 T 淋巴細胞的增生,銀耳多糖有顯著增加外周血中 T 淋巴細胞數量的功效,還具有對抗環磷酰胺對免疫系統的抑制作用。	**抗衰老**	主要應用於早衰綜合症等。銀耳多糖可以降低心肌組織的脂褐質含量,增強腦和肝組織中超氧化物類歧化酶的活力,同時抑制腦中單胺氧化酶 B 的活性,從而達到延緩衰老的效果。
影響造血系統	主要應用於高血壓、冠心病等。雪耳可以令骨髓內的有核細胞數明顯減少,使巨噬系祖細胞生成率明顯提高,對造血功能具有一定的促進作用。	**抗凝、抗栓**	主要應用於血管栓塞。銀耳多糖和銀耳孢子多糖具有明顯的抗凝血作用。減少血小板數目,降低血小板黏附率和血液黏稠度。
護肝	主要應用於脂肪肝、肝硬化。銀耳多糖能促進肝蛋白質的合成,令蛋白質的合成功能增加。	**抗炎**	主要應用於預防及治療各器官炎症。銀耳多糖可以減輕因炎症引致腫脹的程度,而銀耳孢子多糖也對腫脹的症狀有緩解作用。
降血脂	主要應用於高脂血症、脂肪肝。銀耳多糖和銀耳孢子多糖可降低高血脂症的血清中游離的膽固醇、膽固醇酯、三酰甘油和 β 脂蛋白的含量。還可降低高膽固醇血症的血清總膽固醇含量。	**抗潰瘍**	主要應用於胃潰瘍。雪耳可以防止潰瘍的形成。銀耳多糖和銀耳孢子多糖可以有效促進醋酸型胃潰瘍的癒合,而不會影響胃酸的分泌和胃蛋白酶的活性。
降血糖	主要應用於預防及治療糖尿病。銀耳多糖和銀耳孢子多糖有降血糖的作用。可以減輕四氧嘧啶對胰島 β 細胞的損傷。	**抗腫瘤**	主要應用於預防及治療多種癌腫。雪耳可以透過提升機體的免疫功能,達到抗腫瘤的效果。所以,銀耳多糖和銀耳孢子多糖可以防治腫瘤的生成。

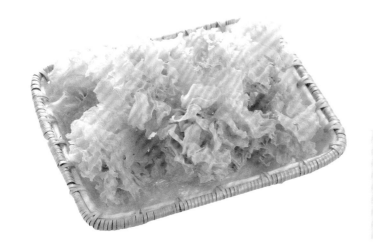

經典食療方

椰汁雪耳西米露

西米 150 克,薏苡仁 50 克,雪耳 10 克,椰汁 400 毫升,冰糖適量。每天 1 劑,分 2 次食用。

具有養陰潤膚,祛濕美容的功效。適用於口乾咽燥、皮膚乾燥、面膚乾皺等。

花旗參雪耳豬䐚湯

豬䐚 500 克,雪耳、花旗參各 10 克,杞子 8 克,紅棗 2 粒,鹽適量。佐餐食用。

具有益氣潤肺,清熱生津的功效。適用於陰虛內熱之疲倦乏力、口乾咽燥、睡眠欠佳。

紅蘿蔔雪耳響螺湯

響螺 150 克,豬瘦肉 100 克,紅蘿蔔 60 克,雪耳 25 克,紅棗 4 粒,鹽適量。佐餐食用。

具有養陰益氣的功效。適用於氣陰虛弱引致口乾口渴、氣短聲低、胃口欠佳等。

羅漢果百合雪耳糖水

百合 40 克,雪耳 20 克,羅漢果 2 個,冰糖、蜂蜜各適量。早、晚食用。

具有養陰潤燥,延緩衰老的功效。適用於陰虛內熱之口乾咽燥、虛煩不寧,以及皮膚乾燥多皺、體倦神疲者。

南北杏雪耳豬䐚湯

豬䐚 400 克,雪耳 25 克,南杏 10 克,北杏 3 克,鹽適量。佐餐食用。

具有滋陰潤肺、健脾益氣的功效。適用於氣陰兩虛之氣短乏力、口乾氣短、久咳少痰。

實用錦囊

Q1 雪耳有哪些食用方法？

一般認為，雪耳的食用方法有三種。

1. 單獨或配合其他藥材，煎水或泡茶飲用。
2. 加入菜餚中，烹調成湯羹、小菜、粥品、糕點等。
3. 置酒中浸泡。

Q2 雪耳怎樣有效保健配伍？

雪耳通常的配伍與保健功效如下：

配人參、川貝：	用於肺腎陰傷、虛勞咳嗽、血衄紅痰。
配沙參、淫羊藿：	潤肺止咳、滋補強壯。
配紅棗、蓮子：	益肺氣、養氣陰、強身壯體。
配紅棗：	用於陰傷口渴、咽乾舌燥。
配蘆根、小環草：	治熱病傷津、口渴引飲。
配穀精草、旱蓮草：	用於視力減退、眼底出血。
配鈎藤：	用於血壓高、頭痛眩暈。
配紫珠草、旱蓮草：	用於婦女月經過多、虛煩不眠。

Q3 雪耳有品種之分嗎？

雪耳一般根據生產地區分類，有四川品種和福建品種。四川品種的雪耳外形呈雞冠狀，煮熟後容易變爛和失去原本形狀。福建品種的雪耳外形呈菊花狀，質量較佳，煮熟後仍然保持原本的形狀。福建的雪耳多集中在漳州挑選分級和包裝，因此，一般慣常稱為「漳州雪耳」。

Q4 如何選購雪耳？

選購雪耳時，應選擇顏色白淨帶微黃、略帶特殊藥性味、基底部小、朵大肉厚者為佳。

Q5 怎樣分辨雪耳的好壞？

雪耳可以從以下方面分辨好壞：

外形	質佳的雪耳色澤鮮白略帶微黃，有光澤，朵大而體輕疏鬆，蒂頭無黑點無雜質；變質的雪耳色澤暗黃，朵形不全，呈殘缺狀，蒂頭有黑點和雜質。
觸感	質佳的雪耳乾燥；變質的雪耳體重帶潮，甚至有濕潤的感覺。
氣味	質佳的雪耳無酸、臭或異味；變質的雪耳帶有少許酸味或刺鼻的異味。
浸泡效果	質佳的雪耳浸泡後，體積膨脹 5 至 10 倍，體形結實不會散開；變質的雪耳浸泡後，體積膨脹不多，有些更會解體散開。

Q6 如何貯藏雪耳？

雪耳含有豐富的蛋白質和多糖類，容易受潮，因此需要密封儲存，並放置在陰涼乾燥處。

Q7 哪些人不適宜食用雪耳？

患有風寒咳嗽、濕熱惹痰而致咳、氣虛出血、外感初起感冒者，都不宜食用雪耳。

Q8 什麼是「雪耳中毒」？

雪耳營養豐富，有滋陰補腎、強身健腦的功效；但如果食用了變質的雪耳，有機會引起食物中毒症狀。「雪耳中毒」是由於雪耳變質後產生之酵米面杆菌 A 所引致，一般在食用後 3 至 72 小時內發病。病者開始發病時，會頭痛、頭暈、嘔吐，少數人會同時腹瀉、舌頭和四肢麻痹，並伴有咳血、尿血；嚴重的會神志不清、四肢抽搐；有些人更會脈膊微弱、腎功能衰竭等症狀而引致休克甚至死亡。雪耳中毒的後果可以是很嚴重的，如果發現病徵，便要立刻求醫。同時要向有信譽的商號小心選購雪耳。

Q9 為什麼雪耳不宜隔夜食用？

雪耳是營養價值極高的健康食品，其中所含的硝酸鹽類比較多，煮熟後如擺放的時間太長，在細菌的分解作用下，硝酸鹽會還原成為亞硝酸鹽。食用此等雪耳，內含的亞硝酸鹽會令人體內正常的血紅蛋白氧化，成為高鐵血紅蛋白並失去帶氧氣的功能，令人體失去正常的造血能力，嚴重時更會出現吐瀉或昏迷的現象。因此，雪耳不可以放隔夜才食用。

Q10 雪耳的名稱由何而來？

雪耳寄生在枯木上面，呈白色，形狀卷曲似耳朵般，因此名為雪耳，別名白木耳、銀耳。

養陰補血，潤腸通便

雪耳奇異果汁 糖水

適用於陰血虛少之便秘，以及肺癌患者咽喉乾燥不適。

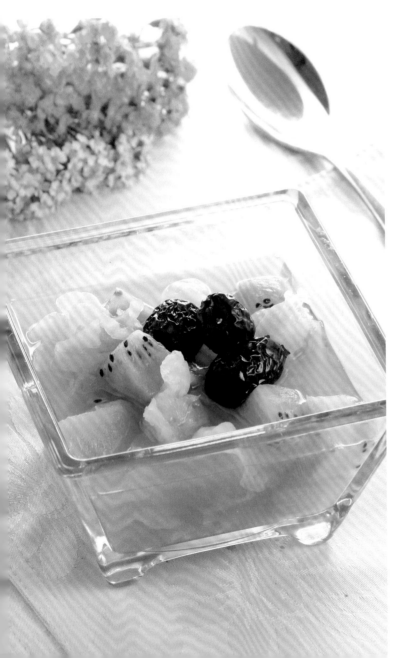

材料：

雪耳	30克
奇異果	4個
紅棗	15粒
奇異果汁	500毫升
冰糖	適量

做法：

1. 材料洗淨，瀝乾水分。雪耳放在清水中浸泡，去蒂，洗淨後撕成小朵。紅棗去核。奇異果去皮，切成小粒。
2. 雪耳、紅棗放進鍋內，加入冰糖和適量清水，煮至熟爛，成為雪耳羹備用。
3. 奇異果汁倒進瓶內，加入奇異果粒及雪耳羹，拌勻後放進冰箱冷藏，冷卻後即成。

食用：每天分2次服用。

❗ 注意身體虛弱者部分人對奇異果敏感，所以服食先宜少量，無奇異果敏感現象則可慢慢多食。

糖水 潤膚養顏

杏仁馬蹄雪耳糖水

適用於陰血虛少之黃褐斑，雀斑。

醫師點評 馬蹄、雪耳、杞子合用可潤膚養顏；杏仁潤肺養顏；冰糖生津潤燥。

材料：馬蹄100克，雪耳15克，杞子、杏仁各8克，冰糖適量。

做法：
1. 材料洗淨，瀝乾水分。
2. 雪耳放在清水中浸泡，去蒂，洗淨後用沸水煮熟備用。
3. 馬蹄去外皮，切片。
4. 馬蹄、杏仁放進鍋內，加入適量清水，用中火煮30分鐘，放進雪耳和杞子，繼續煮20分鐘，加冰糖調味即成。

食用：當點心食用。

❗ 需服用較長一段時間，才有功效。

糖水 養陰潤燥，養胃防癌

木瓜雪耳糖水

適用於肺胃陰虛少之慢性胃炎，食慾不佳、乾咳少痰、防肺胃癌。

醫師點評 木瓜、雪耳合用可養陰潤燥，養胃防癌；杏仁潤肺防癌；冰糖生津潤燥。

材料：木瓜250克，雪耳25克，杏仁8克，冰糖適量。

做法：
1. 材料洗淨，瀝乾水分。
2. 雪耳放在清水中浸泡，去蒂，洗淨後撕成小朵。
3. 木瓜去皮，去籽，切塊備用。
4. 雪耳、杏仁和冰糖放進鍋內，加入適量清水，用大火煮沸後，改用小火煮30分鐘，放進木瓜，繼續煮20分鐘即成。

食用：當點心食用。

❗ 濕盛痰多者不宜多食。

茶 養陰益氣

黃芪雪耳飲

適用於氣陰虛弱之口乾咽燥，食少多汗。

醫師點評 雪耳養陰潤燥；黃芪健脾益氣、固表止汗，兩味合用可有養陰益氣的功效。

材料：雪耳20克，黃芪15克，清水1000毫升。

做法：
1. 雪耳放在清水中浸泡，去蒂，洗淨後撕成小朵。
2. 黃芪洗淨，切段。
3. 雪耳和黃芪放進鍋內，加入清水，煎煮40分鐘即可取汁飲用。

食用：每天1劑，上、下午各1次代茶飲用。可連續飲用15天。

❗ 感冒發熱者不宜單獨服用。

茶 益氣養陰，安神

雪耳太子參茶

適用於病後體虛之氣短心悸、口乾咽燥。

醫師點評 雪耳養陰潤燥；太子參健脾益氣，養陰生津。

材料：太子參25克，雪耳15克，冰糖適量。

做法：
1. 材料洗淨，瀝乾水分。
2. 雪耳放在清水中浸泡，去蒂，洗淨後撕成小朵。
3. 雪耳和太子參放進鍋內，加入適量清水，煎煮至雪耳熟爛，取出太子參棄去，加入冰糖調味即成。

食用：每天1劑，分2次飲用。

❗ 適宜病後體虛，屬氣陰虛而虛不受補者。

補肝益腎，護眉黑髮

木瓜雪耳墨魚排骨湯 湯

適用於肝腎不足引致眉目脫落、髮白稀少。

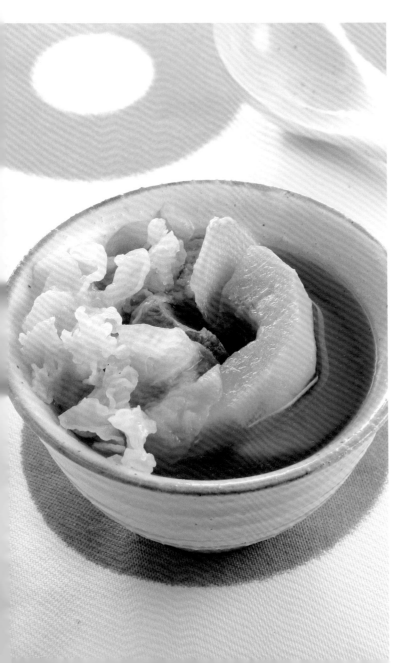

材料：

木瓜 400克

墨魚 400克

排骨 300克

雪耳 30克

薑片 .... 適量

葱段 .... 適量

鹽............................ 適量

做法：

❶ 材料洗淨，瀝乾水分。

❷ 雪耳放在清水中浸泡，去蒂，洗淨後撕成小朵。

❸ 木瓜去皮，去籽，切大塊。

❹ 排骨、墨魚分別氽水備用。

❺ 把雪耳、木瓜、墨魚、排骨和薑片放進鍋內，加入適量清水，用大火煮沸後，改用小火煮3小時，加入葱段，下鹽調味即成。

食用：佐餐食用。

❗ 飲湯水時需避免過於緊張及奔波勞累。

蘋果雙耳鯽魚湯

湯　滋潤益氣，活血護膚

適用於氣陰兩虛之膚色暗啞，黑眼圈。

醫師點評 雪耳、蘋果、鯽魚合用可滋潤益氣；黑木耳活血護膚；薑片調味和胃養顏。

材料：雪耳、黑木耳各10克，蘋果1個，鯽魚1條，薑片、鹽各適量。

做法：
1. 材料洗淨，瀝乾水分。雪耳、黑木耳放在清水中浸泡，去蒂，洗淨後撕成小朵；蘋果去皮，去核，切大塊；鯽魚除去內臟，洗淨。
2. 熱油鑊，把鯽魚煎至兩面呈金黃色備用。
3. 雪耳、黑木耳、蘋果、薑片、鯽魚放進鍋內，加入適量清水，用大火煮沸後，改用小火煮2小時，下鹽調味即成。

食用：佐餐食用。

❗ 飲用湯水時，同時要注意早睡及良好的睡眠質量。

無花果蘋果雪耳瘦肉湯

湯　潤肺生津，止咳化痰

適用於肺燥久咳，虛喘。

醫師點評 豬瘦肉、雪耳、無花果、蘋果合用可益氣養陰生津；南杏、北杏合用可潤肺止咳平喘。

材料：豬瘦肉500克，雪耳、南杏各10克，北杏5克，無花果4粒，蘋果1個，鹽適量。

做法：
1. 材料洗淨，瀝乾水分。雪耳放在清水中浸泡，去蒂，洗淨後撕成小朵。蘋果去皮、去核後切大塊。無花果略切開。
2. 豬瘦肉切大塊，汆水備用。
3. 以上材料放進鍋內，加入適量清水，大火煮沸後，改用小火煮2小時，下鹽調味即成。

食用：佐餐食用。

❗ 濕盛痰多者宜多服用。

西洋參雪耳粥

粥　補肺陰，清虛火

適用於肺陰不足型老年慢性支氣管炎。

醫師點評 粳米、雪耳、西洋參合用可益氣養陰降火，雖然效力不大，但對體虛年老的身體有平穩的效果。

材料：粳米50克，雪耳25克，西洋參3克（研末），鹽適量。

做法：
1. 材料洗淨，瀝乾水分。
2. 雪耳放在清水中浸泡，去蒂，洗淨後撕成小朵。
3. 粳米放進鍋內，加入適量清水，用小火煮至快成粥時，加入雪耳繼續煮至熟爛，拌入西洋參粉末，繼續煮10分鐘，下鹽調味即成。

食用：每天當早餐食用。

❗ 需頻頻慢飲，才能有更好的效果。

紅棗雪耳粥

粥　健脾養胃，益氣養陰

適用於氣陰兩虛所致體質虛弱，食慾不振。

醫師點評 粳米、雪耳、紅棗合用可健脾益氣、養陰補血，諸味配合補而不燥、滋而不膩，適合體虛消化功能弱者。

材料：粳米250克，雪耳30克，紅棗12粒，鹽適量。

做法：
1. 材料洗淨，瀝乾水分。
2. 雪耳放在清水中浸泡，去蒂，洗淨後撕成小朵。紅棗去核。
3. 紅棗和粳米放進鍋內，加入適量清水，用大火煮沸後，改用中火煮至粥半熟時，放進雪耳，繼續煮至粥成，下鹽調味便可。

食用：每天1劑。

❗ 適合氣陰兩虛者日常服用。

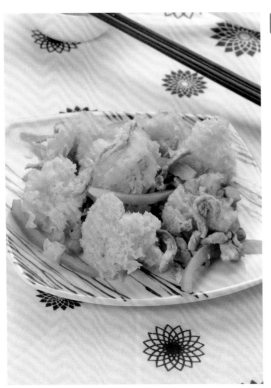

雪耳炒肉絲

適用於肺脾氣陰虛弱所致久口乾咽燥、胃口欠佳、疲倦乏力、記憶減退等。

醫師點評 雪耳、豬脊肉、雞蛋合用可益氣養陰；青椒可助食開胃。

材料：雪耳10克，青椒30克，豬脊肉300克，
　　　雞蛋1隻，蔥絲、上湯、酒、生粉、鹽
　　　各適量。

做法：
① 雪耳放在清水中浸泡，去蒂，洗淨後撕成小
　朵；青椒去籽，切絲；豬脊肉切絲，加入雞蛋、
　生粉和鹽拌勻，醃30分鐘。
② 豬脊肉用熱油翻炒至八成熟時，取出備用。
③ 起油鑊，快炒蔥絲和青椒絲後，加雪耳、豬脊
　肉、酒、少量上湯及鹽，翻炒至湯汁收乾即成。

食用：佐餐食用。

> **！** 如怕辣者青椒可選燈籠椒。

雪耳炒菠菜

適用於陰虛火旺所致口燥咽乾，久咳少痰。

醫師點評 菠菜配雪耳可滋陰潤燥以降火；蒜片調味和胃，且可防食多菠菜過於寒涼。

材料：菠菜200克，雪耳20克，薑片、蔥花、
　　　蒜片、鹽各適量。

做法：
① 材料洗淨，瀝乾水分。
② 雪耳放在清水中浸泡，去蒂，洗淨後撕成
　小朵。
③ 菠菜切去根部，切段。
④ 燒熱油鑊，爆香薑片、蒜片和蔥花，放進雪
　耳和菠菜，翻炒至熟透，加入鹽調味即成。

食用：佐餐食用。

> **！** 偏於胃弱者不宜食多。

雪耳拌青瓜

適用於夏天傷暑所致口渴心煩，氣短汗出。

醫師點評 雪耳、青瓜合用可養陰潤燥清熱；紅辣椒、蒜茸合用可助食開胃。

材料：雪耳50克，小青瓜1條，紅辣椒茸、蒜
　　　茸、醋、麻油、白糖、鹽各適量。

做法：
① 材料洗淨，瀝乾水分。雪耳放在清水中浸泡，
　去蒂，洗淨。青瓜洗淨，切幼條，用鹽搓洗
　5分鐘，然後用冷開水沖洗乾淨。
② 雪耳用沸水煮熟，取出瀝乾，切細備用。
③ 把所有材料拌勻，淋上醋、麻油、白糖和鹽
　即成。

食用：當點心食用。

> **！** 如怕辣者紅辣椒、蒜茸不宜多，少量也可調味助食。

茯苓

茯苓在健脾祛濕湯中為常用藥材之一，主要原因是茯苓味道不苦，並且性平作用和緩，無寒熱之偏，比較適合香港海洋性氣候的潮濕環境，並且對睡眠有一定的幫助。但是溫馨提醒，腎虛尿頻者不宜夜晚服用加有茯苓的湯水，如果服用會導致小便增多，反而影響睡眠。

藥材 ID

別名：雲茯、茯靈、松柏芋、松苓、玉靈、茯兔、松木薯、更生、金翁。

【性味歸經】

茯苓味甘、淡，性平；歸心、脾、肝、腎經。

【功效主治】

茯苓有利水消腫、健脾和胃、寧心安神的功效，主要可醫治水腫脹滿、小便不利、脾虛泄瀉、痰飲咳逆、食少脘悶、心悸不安、失眠健忘、遺精白濁。

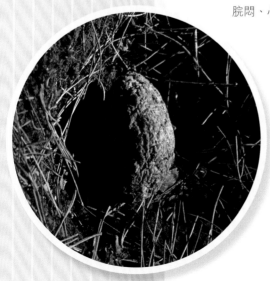

影響 消化系統	主要應用於胃潰瘍。茯苓對腸管有鬆弛作用,能降低平滑肌收縮幅度,使其張力下降,對胃潰瘍有抑制的作用。此外,茯苓可降低胃液分泌和遊離酸的含量,對預防胃潰瘍有一定的功用。	**抗腫瘤**	主要應用於預防及治療多種癌腫。茯苓多醣能提高巨噬細胞吞噬功能,提示其抗腫瘤作用和提高其機體免疫功能。酸甲基茯苓多醣能增強巨噬細胞以及 T 淋巴細胞的細胞毒作用,從而達到抑制腫瘤的效用。
利尿	主要應用於小便不暢。茯苓可令尿量增多,促進鈉、氯、鉀等電解質的排出,抑制腎小管的重複吸收,具有利尿健腎的作用。此外,茯苓素可以啟動細胞膜上 Na+、K+、ATP 酶,而 ATP 酶跟利尿有一定的關係。	**鎮靜**	主要應用於精神過度亢奮。茯苓除了能對抗過度興奮外,還對催眠有明顯的協同作用。此外,茯苓可以增強中樞抑制作用,有助延長麻醉時間。
影響 免疫系統	主要應用於免疫系統疾病。β - 茯苓聚醣之化學衍生物酸甲基多醣能增強免疫功能和巨噬細胞吞噬功能。此外,茯苓多醣可提高腹腔巨噬細胞吞噬百分率和吞噬指數,茯苓素能加強巨噬細胞在體外的抗病毒作用。	**抗炎**	主要應用於預防及治療器官炎症。茯苓含有的三萜類成分有一定的抗炎作用。茯苓多醣具有抑制急慢性炎症反應的作用,茯苓的羧甲基茯苓多醣能活化 T 細胞,增強巨噬細胞的吞噬能力,抗炎及抗病毒作用明顯增強。
影響 心血管 系統	主要應用於高血壓、冠心病等。茯苓可以增強心肌收縮力,令心率加快。此外,茯苓素可抑制毛細血管的通透性,增加心肌放射性核素的攝取量。	**抗氧**	主要應用於早衰綜合症等。茯苓具有抗氧化活性和清除超氧陰離子自由基的功效,能提高 SOD 的活力,降低丙二醛(MDA)含量,抑制脂褐素(LF)的形成,減少細胞耗氧量,提高細胞活性,增強細胞免疫力,延緩衰老。

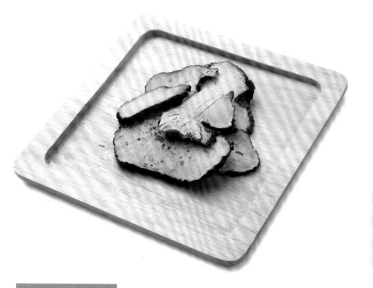

注意事項
腎虛尿頻、虛寒滑精者不宜服。

經典食療方

茯苓杞子紅茶

茯苓 20 克，杞子、紅茶葉各 10 克。代茶飲用。

具有健脾祛濕，調養肝腎的功效。適用於濕困中焦、肝腎不足所致胃口欠佳、目澀眼矇、小便不利、頭重肢腫。

芝麻菊花茯苓瘦肉湯

豬瘦肉 100 克，茯苓、黑芝麻各 60 克，菊花 20 克，薑、鹽適量。佐餐食用。

具有補益肝腎，養心安神的功效。適用於肝腎不足、心神不寧所致頭暈眼花、頭髮早白、心煩失眠。

紅蘿蔔茯苓雞湯

雞 1 隻，紅蘿蔔 100 克，茯苓 15 克，鹽適量。佐餐食用。

具有健脾安神，養肝明目的功效。適用於體弱食少，神疲乏力，心悸失眠，目澀眼矇。

淮山茯苓花膠湯

豬瘦肉 350 克，花膠 150 克，淮山 30 克，茯苓 20 克，鹽適量。佐餐食用。

具有健脾和中，滋陰養顏的功效。適用於脾胃虛弱所致脘腹脹滿不適、胃口欠佳、皮膚乾燥多皺。

淮山薏苓芡實排骨湯

排骨 400 克，淮山、芡實、薏苡仁各 30 克，茯苓 12 克鹽適量。佐餐食用。可經常飲用。

具有健脾益氣，補腎益腦的功效。適用於脾腎虛弱所致頭重易倦、腰膝痠軟、記憶力下降。

Q1 茯苓有哪些食用方法？

茯苓本身並無特殊氣味，也無不良成分，適合多種保健食法和食品調配使用。

茯苓可單味內服，或配合其他藥材煎成藥劑或泡茶飲用；烹調入菜餚；置酒中浸泡；著名藥用食品「龜苓膏」中即加入了茯苓。

Q2 茯苓怎樣有效保健配伍？

茯苓通常的配伍與保健功效如下：

配豬苓、澤瀉：	用於小便不利、邪熱傷陰。
配白朮：	治水腫。
配防己、黃芪、桂枝：	可通陽利水而消腫。
配冬葵子：	用於妊娠水腫、身重、小便不利。
配杏仁、甘草：	用於胸脾氣塞、短氣。
配桂枝、甘草、白朮：	用於痰飲之心悸目眩、短氣而咳。
配半夏、生薑：	可化飲降逆、和胃止嘔。
配人參、白朮、砂仁：	用於脾胃氣虛、食少便溏、體倦乏力。
配人參、當歸、酸棗仁、桂圓：	用於虛煩不眠、心悸眩暈，可養心血、安心神。
配人參、遠志、龍齒：	用於心脾兩虛、驚恐而不能安睡，可補心氣、安神鎮驚。

Q3 哪些食材不宜和茯苓配伍？

食用茯苓沒有明顯的副作用，但不可配米醋食用。

Q4 茯苓有品種之分嗎？

茯苓分為野生和培植兩種類。

- 野生茯苓的分佈很廣，黃河以南大部分省區都有野生茯苓，而以不同地區產出者又有雲苓（雲南）、安苓（安徽）、閩苓（福建）。
- 培植的茯苓可見於雲南、安徽、山西、浙江、福建、貴州、四川、廣東、廣西等地。

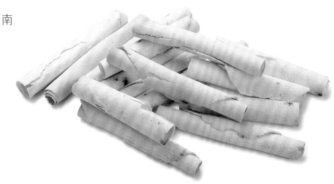

Q5 茯苓各部分有什麼特徵？

茯苓主要分為茯苓個、茯苓皮、茯苓塊、茯神四個部分。

茯苓個：呈圓形、橢圓形或不規則塊狀，外皮薄，呈黑棕色或棕褐色，質堅實，有細小蜂窩樣孔洞。

茯苓皮：為削下的茯苓外皮，多為長條形，外面呈棕褐色至黑褐色，斷面呈白色或淡棕色，體軟質鬆。

茯苓塊：為去皮後切製的茯苓，呈方形或長方形片狀，白色、淡紅色或淡棕色，靠近外皮呈淡粉紅色部分為「赤茯苓」，切去赤茯苓後的白色部分為「白茯苓」。

茯神：呈方塊狀，附有切斷的一塊茯神木，質堅實，色白。

Q6 怎樣選購茯苓？

茯苓個以體重、質實、外皮呈棕褐色和無裂縫、皺紋深、斷面呈白膩色、嚼食時黏性強的為優質。茯苓皮以體軟、質鬆、外皮呈黑褐色、內面呈灰白色、略具彈性的為優質。茯苓塊以塊狀不碎、色潔白為佳，一般以雲南出產的為優質。

Q7 怎樣分辨茯苓的真偽？

假茯苓一般是在砸碎的茯苓上用麵粉加工製成。真品茯苓為不規則多菱角塊狀，表面平坦緻密；偽品茯苓為六菱體或多菱角不規則塊狀，表面不平坦。嚼食時，真品茯苓黏牙，或可見挾砂石礫；偽品茯苓不黏牙，無明顯砂石。放在清水中浸泡時，真品茯苓保持原狀，不散碎；偽品茯苓不能保持原狀，而是化成顆粒或糊粉狀。

Q8 如何貯藏茯苓？

茯苓容易蟲蛀，也容易發霉變色；因此要密封，並放在陰涼乾燥的地方保存。茯苓不宜曝曬、受寒或受潮，否則會變形、變色或出現裂紋。

Q9 哪些人不適宜食用茯苓？

《本草經疏》曰：「病人腎虛，小水自利或不禁或虛寒精清滑，皆不得服。」可見陰虛津液枯乏者不宜食用茯苓，而滑精者亦當慎用。此外，《得配本草》曰：「上壞陽虛，氣虛下陷，心腎虛寒，汗多血虛，水涸口乾，陰虛下陷俱禁服。」可見陰虛而無濕熱、虛寒滑精、氣虛下陷者需慎服茯苓。

Q10 茯苓的適當用量？

一般說來，用於健脾益胃或利尿滲濕者，劑量為 9-10 克。如濕重，有顯著浮腫，用量可增大至 30-45 克，最大用量為 60-90 克。

健脾補腎，益氣養血

黨參白朮茯苓乳鴿湯 湯

適用於氣血虛弱、肝腎不足之胃口欠佳、腰膝痠軟、耳鳴健忘、眼矇目澀、女子經少等。

醫師點評

乳鴿、黨參、熟地黃合用健脾補腎；杞子、茯苓、白朮、當歸、白芍各、川芎、甘草、紅棗合用益氣養血。

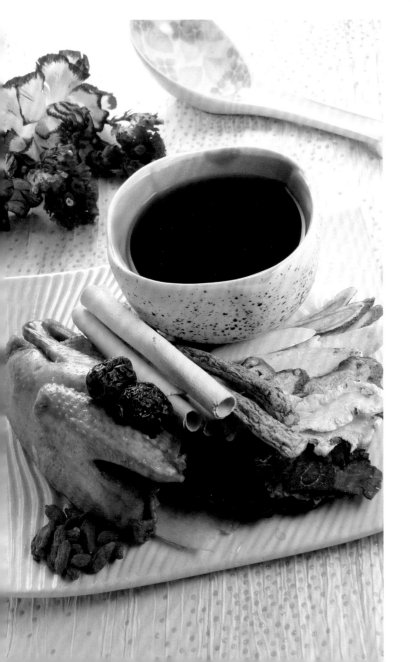

材料：

乳鴿	1隻
黨參	25克
杞子	20克
茯苓	15克
白朮、當歸	各10克
熟地黃、白芍	各10克
川芎、甘草	各6克
紅棗	10粒
薑、鹽	各適量

做法：

❶ 茯苓、黨參、杞子、白朮、當歸、熟地黃、白芍、川芎、甘草、紅棗洗淨，紅棗去核；全部藥材放進紗袋中備用。

❷ 薑洗淨，切片；乳鴿去內臟，洗淨後汆水備用。

❸ 藥材紗袋、乳鴿、薑片放鍋內，加適量清水，用大火煮沸後，改小火續煮3小時，取出藥材紗袋，下鹽調味即成。

食用：每天1劑。

❗ 此湯補益作用較強，為防食多助火，易「熱氣」者不宜多食。

湯 健脾祛濕，健腦安神

茯苓紅棗瘦肉湯

適用於心脾虛弱所致心悸失眠、記憶減退。

醫師點評 豬瘦肉、豬脊骨、茯苓合用健脾祛濕；核桃仁、杞子、紅棗合用健腦安神。

材料：豬瘦肉250克，豬脊骨200克，茯苓、
　　　核桃仁、杞子各15克，紅棗10粒，薑、
　　　鹽各適量。

做法：
❶ 茯苓、核桃仁、杞子洗淨。
❷ 紅棗、薑洗淨，紅棗去核，薑切片。
❸ 豬瘦肉洗淨，切塊；豬脊骨洗淨，斬件，汆水。
❹ 以上材料放進鍋內，加入適量清水，用大火
　 煮沸後，改小火續煮2小時，下鹽調味即成。

食用：佐餐食用。

> ❗ 有豬脊骨則湯味鮮甜些，但太多則易惹濕，所以濕重者少用豬脊骨。

湯 祛濕養顏，潤膚除皺

雙苓圓棗豬皮湯

適用於血虛濕困所致面色痿黃及肌膚晦暗有乾紋。

醫師點評 豬皮、桂圓、紅棗合用可潤膚除皺；土茯苓、茯苓合用可祛濕養顏。

材料：豬皮300克，土茯苓30克，茯苓、桂圓
　　　各20克，紅棗10粒，鹽適量。

做法：
❶ 茯苓、土茯苓、桂圓、紅棗洗淨，紅棗去核。
❷ 豬皮刮去黏附在皮下的脂肪，洗淨後切塊，
　 汆水。
❸ 以上材料放進鍋內，加入適量清水，用大火
　 煮沸後，改小火續煮2小時，下鹽調味即成。

食用：佐餐食用。

> ❗ 外感發熱、濕熱內盛者慎用。

茶 潤肺，化痰，止咳

茯苓川貝梨蜂蜜飲

適用於肺燥之咳痰不爽或咳痰量少。

醫師點評 雪梨、川貝、蜂蜜合用可潤肺化痰止咳；茯苓健脾滲濕，以去生痰之源；冰糖生津潤燥。

材料：雪梨4個，茯苓15克，川貝10克，蜂蜜、
　　　冰糖各適量。

做法：
❶ 茯苓、川貝洗淨。
❷ 雪梨去蒂頭，去核，洗淨後切粒。
❸ 茯苓、川貝放進鍋內，加入適量清水，用大
　 火煮沸後，改中火煮至茯苓和川貝熟爛，加
　 入雪梨、冰糖，繼續煮至30分鐘，離火後
　 加入蜂蜜，拌勻即成。

食用：每天1劑。

> ❗ 濕重痰多者不宜多飲。

茶 健脾益氣養血

黨參茯苓圓棗飲

適用於脾胃虛弱導致疲倦乏力、氣短聲低、口淡食少。

醫師點評 桂圓、黨參、紅棗合用可健脾益氣養血；茯苓健脾滲濕，以防脾虛生濕。

材料：桂圓15克，茯苓、黨參各10克，紅棗
　　　15粒。

做法：
❶ 茯苓、黨參、桂圓、紅棗洗淨，紅棗去核。
❷ 所有材料放進鍋內，加入適量清水，用大火
　 煮沸後，改小火煎煮45分鐘即成。

食用：代茶飲用，每天1劑。

> ❗ 易「熱氣」者不宜多食。

雙參銀花茯苓飲

適用於氣陰虛弱、外感暑濕所致疲倦乏力、氣短身重、口乾咽燥、胃納不佳。

醫師點評 金銀花、扁豆、竹葉合用可清熱解暑益氣；茯苓、黨參合用可健脾益氣祛濕；玄參、麥冬合用清熱養陰生津。

材料：金銀花15克，茯苓、黨參、玄參、麥冬、扁豆、竹葉各10克。

做法：

1. 茯苓、黨參、玄參、麥冬、扁豆、竹葉、金銀花洗淨。
2. 所有藥材放進鍋內，加入適量清水，用大火煮沸後，改小火煮45分鐘即成。

食用：代茶飲用。

> ⓘ 通常用於夏熱較盛、特別感到無精神時服用。

茯苓紅棗粥

適用於脾虛濕困所致頭身困重、胃口欠佳、局部腫脹疼痛。

醫師點評 粳米、茯苓、紅棗合用可健脾益氣祛濕；紅糖養胃調味。

材料：粳米150克，茯苓30克，紅棗15粒，紅糖適量。

做法：

1. 茯苓洗淨，研成粉末；紅棗洗淨，去核；粳米淘洗淨。
2. 紅棗煮至熟爛，留取紅棗和藥汁備用。
3. 粳米放進鍋內，加入適量清水，用大火煮沸後，加入紅棗和藥汁，再放茯苓粉末，煮沸後改中火續煮30分鐘，加入紅糖，待紅糖完全融化即成。

食用：早、晚餐食用。

> ⓘ 本粥的作用較平和，適合體虛有濕的家常服用。

清熱祛濕粥

適用於暑熱引致小便不利、胃滯不適、腹脹脘悶。

醫師點評 赤小豆、木棉花、白扁豆、薏苡仁、川萆薢、燈芯花合用可清熱消暑祛濕；芡實配茯苓可健脾祛濕。

材料：赤小豆30克，木棉花、白扁豆、薏苡仁、芡實各20克，茯苓15克，川萆薢、燈芯花各10克。

做法：

1. 茯苓、木棉花、川萆薢、燈芯花洗淨，放進鍋內，加入適量清水，煎煮成藥汁，隔渣取汁備用；赤小豆、白扁豆、薏苡仁、芡實洗淨。
2. 赤小豆、白扁豆、薏苡仁、芡實放進鍋內，加入藥汁，再加入適量清水，用大火煮沸後，改小火煮成粥即成。

食用：早、晚餐食用。

> ⓘ 脾胃偏虛寒者不宜多服用。

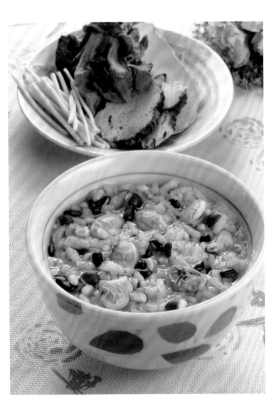

茯苓栗子粥

`粥` 健脾補腎

適用於脾腎虛弱所致口淡無味、胃口欠佳、腰痠膝軟。

醫師點評 粳米、栗子肉、紅棗合用可健脾補腎;茯苓健脾滲濕,以防脾虛生濕;白糖調味生津。

材料:粳米100克,栗子肉50克,茯苓30克,紅棗10粒,白糖適量。

做法:
❶ 茯苓、栗子肉、紅棗洗淨,紅棗去核。
❷ 粳米淘洗淨。
❸ 以上材料放進鍋內,加入適量清水,用大火煮沸後,改小火煮成粥,加入白糖,待白糖完全融化即成。

食用:隨意食用。

> ⓘ 腎虛尿頻者不宜太夜服用,以防夜尿多。

茯苓炒三絲

`小菜` 健脾益胃,明目降脂

適用於脾虛氣弱所致胃口欠佳、目澀眼矇、血脂偏高。

醫師點評 金菇、茯苓、冬菇、薑合用健脾益胃降脂;紅蘿蔔明目降脂。

材料:金菇200克,紅蘿蔔100克,茯苓80克,冬菇25克,薑、葱、鹽各適量。

做法:
❶ 茯苓、金菇、薑、葱洗淨,薑切絲,葱切段。
❷ 紅蘿蔔去外皮,洗淨後切絲;冬菇浸泡,洗淨後切絲。
❸ 燒熱油鑊,下茯苓、金菇、紅蘿蔔絲、冬菇絲,炒至熟後,加薑絲和葱段,稍為翻炒,下鹽調味即成。

食用:佐餐食用。

> ⓘ 尿酸高者少食用冬菇、金菇。

茯苓蒸桂魚

`小菜` 健脾益氣,利濕抗癌

適用於肝癌、食道癌、胃癌屬氣血虛弱者。

醫師點評 桂魚配茯苓可健脾益氣,利濕抗癌。

材料:桂魚1條,茯苓15克,熟油、生抽各適量。

做法:
❶ 茯苓洗淨。
❷ 桂魚除去內臟,洗淨。
❸ 桂魚放在碟子上,鋪上茯苓,隔水蒸10分鐘,淋上熟油和生抽即成。

食用:佐餐食用。

> ⓘ 蒸魚時為了調味去腥,可適當加薑絲。

淮山黨參茯苓雞

`小菜` 補中益氣,消食明目

適用於肝脾不和所致食慾不振、疲倦乏力、目澀眼矇。

醫師點評 雞、淮山、蓮子、茯苓、黨參合用可補中益氣;豆苗配杞子可消食明目。

材料:雞1隻,鮮淮山150克,蓮子70克,茯苓、黨參、豆苗各30克,杞子15克,鹽適量。

做法:
❶ 茯苓、黨參、蓮子、杞子洗淨,蓮子去芯;鮮淮山去外皮,洗淨後切塊。雞除去內臟,洗淨;黨參和一半淮山煎煮成藥汁,隔渣取汁備用。豆苗用水浸泡,洗淨,放在鹽水中煮熟,取出上碟。
❷ 燒熱砂鍋,放進雞、茯苓、蓮子、杞子和餘下的淮山,加藥汁和適量清水,用大火煮沸後,改中火續煮至雞熟透和水分收乾,取出雞放在豆苗上即成。

食用:佐餐食用。

> ⓘ 食用時宜細嚼慢嚥,效果更好些。

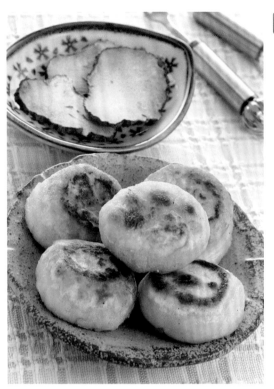

健脾益氣，補腎養髮

茯苓芝麻餅

適用於脾腎虛弱所致骨質疏鬆、頭髮早白、氣短乏力。

醫師點評 糯米粉、茯苓、黑芝麻合用可健脾益氣，補腎養髮；蜂蜜健脾潤燥。

材料：糯米粉500克，茯苓200克，黑芝麻100克，沙津油、蜂蜜各適量。

做法：
1. 茯苓洗淨，研成粉末；黑芝麻洗淨，炒至收乾水分及發出香味，取出。
2. 糯米粉加入茯苓粉末，加水拌勻成糊狀後，加黑芝麻拌勻成芝麻餅漿。
3. 沙津油倒入平底鍋內燒熱，下芝麻餅漿，用小火烙成薄餅，食用時塗上蜂蜜即成。

食用：當點心食用。

❗ 由於此餅偏於乾燥，陰虛內熱者少食。

小吃 健脾益胃

茯苓湯圓

適用於脾胃虛弱所致氣短乏力、腰膝痠軟。

醫師點評 糯米粉、豆沙、淮山、人參合用可健脾益胃；茯苓健脾滲濕；白糖潤燥和胃。

材料：糯米粉250克，豆沙50克，茯苓、淮山各20克，人參5克，白糖適量。

做法：
1. 茯苓、淮山、人參洗淨，研成粉末，加入豆沙和白糖拌勻成餡料。
2. 糯米粉加水搓成粉糰，再搓成長條，切段。
3. 每段粉糰內加入適量餡料，搓成丸狀成湯圓。
4. 把適量清水放進鍋內，煮沸後放進湯圓，煮熟即成。

食用：當點心食用。

❗ 糯米難以消化，消化功能弱者少食。

小吃 健脾祛濕

五白糕

適用於脾虛濕困所致黃褐斑。

醫師點評 麵粉、茯苓、淮山、白扁豆、蓮子合用健脾祛濕；菊花清熱養顏；白糖潤燥和胃。

材料：麵粉200克，茯苓、淮山、白扁豆、蓮子各50克，菊花15克，白糖適量。

做法：
1. 茯苓、淮山、白扁豆、蓮子、菊花洗淨，研成粉末。
2. 麵粉加入所有藥材粉末拌勻，加水搓成粉糰，發酵後加入白糖。
3. 粉糰放在蒸盤內，隔水用大火蒸30分鐘，切塊即成。

食用：早、晚各1次。

❗ 此糕對脾虛濕重之黃褐斑有效，對腎虛濕重者效果不理想。

陳皮

習慣認為新鮮橘皮味較辛辣，氣燥而烈，入藥一般以放置陳久，辛辣之味緩和的橘皮為宜，故有陳橘皮之名，簡稱陳皮。廣東人及香港人煲湯均喜歡放入少少陳皮，以幫助行氣助消化、祛濕化痰。所以，陳皮較適合氣滯消化力差，以及濕痰多之患者。

藥材 ID

別名：橘皮、紅皮、新會陳皮、廣陳皮、柑皮、貴老。

【性味歸經】

辛、苦，溫。歸脾、肺經。

【功效主治】

具有理氣健脾，燥濕化痰，緩咳止痛的功效。主要用於因濕重、寒痰引致的脾胃氣滯、脘腹脹痛、噁心嘔吐、泄瀉、消化不良、食慾不振、咳嗽多痰、氣喘。並有促進消化液的分泌、促進食慾等作用。

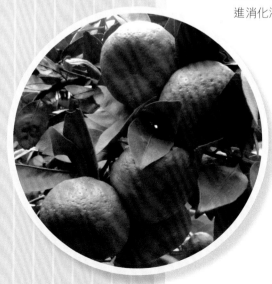

藥理作用

祛痰、平喘、止咳	主要應用於咳嗽多痰。陳皮揮發油，以檸檬烯為主，有刺激性祛痰作用。陳皮煎劑能明顯抑制動物氣管平滑肌的收縮，亦有研究表示陳皮煎劑有輕度擴張動物氣管的作用。陳皮煎劑有明顯的化痰力。	對血管和血壓的影響	陳皮中的橙皮苷有延長腎上腺素的作用，能維持血管正常滲透性，減低脆性，防止微血管出血，並能降低血中膽固醇。而磷酰橙皮苷有降低血清膽固醇作用，並能明顯地減輕和改善其血管粥樣硬化病變。
調節胃腸功能、助消化	主要應用於消化不良。陳皮揮發油對胃腸道有溫和的刺激作用，促進消化液分泌，促進胃排空率，同時加強小腸運動，幫助消化。陳皮對於由藥物引起的腸道痙攣、腸道收縮等情況都有明顯抑制作用，能改善小腸的運動功能。	抗氧化、延緩衰老	主要應用於預防、治療癌症。陳皮提取物（主要成分為川陳皮素）體外對人肺癌細胞、人直腸癌細胞和腎癌細胞均有顯著生長抑制作用。陳皮的成分能明顯抑制動物移植性腫瘤-肉瘤 180（S180）和肝癌細胞（Heps）的生長，同時具有促使癌細胞凋亡的作用。
對心血管系統的作用	主要應用於膽固醇偏高者。對心臟的影響：陳皮能增強心臟收縮力，使心輸出量增加，可短暫地增加心肌耗氧量，但劑量過大會造成抑制。	抗炎	主要應用於炎症，如急性乳腺炎等。橙皮苷與甲基橙皮苷均有維他命 P 樣作用，能降低毛細管脆性，防止微血管出血。對實驗性動物炎症反應有抑制作用。可以減少由毒素所引致的皮下出血和抑制血管通透性的增加，減輕炎症反應。

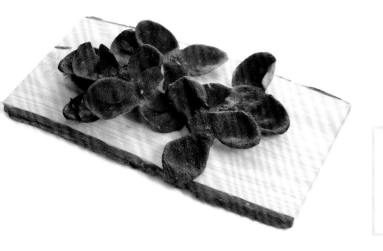

注意事項
陳皮偏溫燥，有乾咳無痰、口乾舌燥等症狀，陰虛以及內有實熱體質者不宜多食。

經典食療方

陳皮老薑茶

老薑 200 克，黃糖 150 克，陳皮 10 克，清水 2000 毫升。日常代茶飲用。

具有溫中散寒，理氣和胃，化痰止咳的功效。適用於咳嗽痰白、胃脹食少、手腳冰冷。

陳皮牛肉粥

牛肉 200 克，大米 100 克，陳皮 3 克，生粉、油、生抽、鹽、葱粒各適量，清水 800 毫升。

具有補脾益氣，補血，強筋骨的功效。適用於氣血虛弱之疲倦乏力、腰膝痠軟。當正餐食用。

陳皮煮豬肚

豬肚 1 個，黃芪 30 克，陳皮 6 克，米酒 15 毫升，薑片、葱段、鹽、胡椒粒各適量。佐餐食用。有濕熱者忌食。

具有益氣升陽，補益脾胃的功效。適用於脾胃虛弱之胃口欠佳、疲倦乏力、胃下垂患者。

蜂蜜陳皮飲

陳皮 6 克，蜂蜜適量，清水 600 毫升。日常飲用。

具有化痰止咳的功效。適用於咳痰色白、或咳嗽痰少者。

陳皮鹵乳鴿

乳鴿 2 隻，丁香 3 粒，草果 1 粒，陳皮 6 克，肉桂 6 克，八角 6 克，上湯 600 毫升，生抽 20 毫升，冰糖、薑片、葱段、鹽各適量。每次吃乳鴿半隻。

具有益氣養血，理氣散寒的功效。適用於氣血虛弱之心律不齊、胸翳心悸等。

Q1 陳皮和青皮的區別是什麼？

兩者均是同一種植物的果皮。不同點在於陳皮是橘子的乾燥、成熟果皮，而青皮則是乾燥幼果或未成熟果實的果皮。

陳皮和青皮在功效上有所類似，卻各有不同。陳皮主脾肺，青皮主肝膽；青皮的行氣力比陳皮強，陳皮的化痰力比青皮強。青皮易破氣傷正氣，多用於肝鬱氣滯、胸脅脹痛、食積腹痛，而陳皮則力緩不易傷正氣，善於健脾和胃。因此，陳皮和青皮在治療各種疼痛、食積時，各有所長。

Q2 如何選購陳皮？

橘皮經自然發酵成為陳皮，約需 1-2 年才開始有陳皮香氣，果皮存放愈久愈烏黑，而內側的白色纖維則變得輕薄。選購時應挑選外皮深褐色、皮瓤薄，放在手上覺得很輕身而又容易折斷的，同時亦發出香味，方為上品。果皮太大或太小、皮瓤厚而粗的，多由其他品種的果皮製成，沒有陳皮獨有的香氣，選購時應避免。陳皮的年份可由香味判斷，老陳皮應聞之芳香醒神。而浸泡過陳皮的水，應為清澈見底的茶色，若是普洱般的濃茶色，便有可能是染色陳皮。

Q3 陳皮是愈陳舊愈好的嗎？放多久才算好？

一般認為年份愈久遠的陳皮，功效愈佳，香味亦愈甘醇。有專家指出，陳皮中的有效成分——黃酮類物質橙皮苷隨時間增加，而刺鼻的檸檬烯則逐漸減少，使香味愈甘醇。現時一般能存上 10 多年的陳皮已很珍貴。古云「陳皮須用隔年陳」，果皮至少為三年以上，才有明顯功效，方為陳皮。

Q4 在什麼情況下可以或不宜食用陳皮？

一般人都可以食用。若有消化不良、食慾不振、噁心嘔吐、咳嗽多痰、脾胃氣滯、脘腹脹滿、便溏泄瀉等患者食用更佳。也可用於預防高血壓、心肌梗塞、脂肪肝、急性乳腺炎者。需要注意的是，陳皮偏溫燥，有乾咳無痰、口乾舌燥等症狀，陰虛以及內有實熱體質者不宜多食。

Q5 能否自製陳皮？應如何製造？

能。在冬季和初春期間，可到市場上購買一串串青色的橘皮，將橘皮鋪上竹筲箕後，放在室外曬乾，晚上收回室內，避免雨水或露水沾濕。如是者重複至少一星期，使橘皮乾透，搖晃筲箕時，如果橘皮發出清脆的「卜卜」聲，便可放入不透氣的玻璃瓶，存放在室內乾爽地方，並記下年份和日期。亦可將橘皮掛在廚房天花，讓溫度的轉變加速橘皮發酵。存放橘皮期間，數月檢視一次即可。

Q6 如何貯藏陳皮？

陳皮必須保持乾燥，曬乾後放入密封玻璃瓶內，方便觀察陳皮變化，並置乾燥的地方收藏，貯藏愈久愈好。貯藏時如發覺翻濕，就要再度曬乾或焙乾再收藏。

Q7　九製陳皮是什麼意思？

九製陳皮是經過多重製煉而成，能生津止渴，消食提神，與陳皮不同，多作為涼果食用。「九製」其實是形容其製作繁複、耗時，古時可能有九道工序，但現在已簡化了很多。橘皮曬乾後用水浸泡、清洗、換水多次直至苦味除去。然後煮水至沸，加入陳皮共煮，進行第二次除苦步驟。再放入烤房烘乾，加入甘草、山梨酸、食用檸檬酸等材料炮製，令陳皮吸收其味，再度烘乾，即成。

Q8　如何處理陳皮發霉？

若發現陳皮上有白色黴菌，表示仍含有水分，宜馬上放到陽光下曬乾，輕力將白黴點刮去即可，毋須扔掉陳皮。

Q9　用陳皮入饌時應注意什麼？

應先用冷水將陳皮浸約 1 小時，待陳皮軟後可以刮去內側的白色纖維，減少苦澀味。陳皮切絲能幫助部分魚類如泥鰍及烏頭等除腥；如取口感，就應切粒來煮；4-5 年的陳皮可作辟味之用；要陳皮香，則用老陳皮為佳。

Q10　陳皮有什麼食法？

陳皮可用於做湯、小菜和煲粥等烹調方。鹹甜皆宜。陳皮多配不同的材料造成不同的小菜、湯品，健脾開胃。

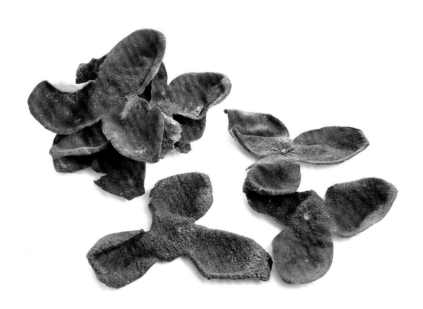

行氣健脾，降逆止嘔

陳皮紅棗飲

茶

適用於虛寒氣滯之嘔吐。

材料：
陳皮 10克
紅棗 3粒

做法：
1. 洗淨材料，瀝乾水分。紅棗去核。
2. 鍋內放適量清水煮滾，加入紅棗和陳皮，以小火煎約15分鐘即可。

食用：每日1次，隨時飲用。

⚠ 紅棗不宜多，太多易致胃滯反而易致胃脹作嘔。

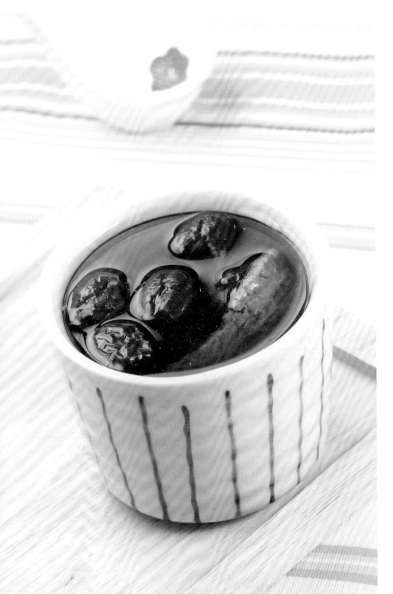

茶 溫中散寒，補中益氣

陳皮紅棗薑茶

適用於胃寒氣滯作痛。

醫師點評 陳皮理氣和胃；生薑、紅棗合用可溫中散寒，補中益氣。

材料：陳皮10克，生薑9克，紅棗6粒，清水800毫升。

做法：
❶ 洗淨材料，瀝乾水分。紅棗去核。
❷ 鍋內放入適量清水煮滾，加入全部材料，滾後轉小火續煮20分鐘，濾渣即可飲用。

食用：喝3天停1天。

⚠️ 陳皮放太多易燥口乾。

粥 行氣健脾，補益養陰

陳皮瘦肉粥

適用於氣陰虛兼氣滯之少食腹脹、消化不良、大便不暢者。

醫師點評 陳皮理氣健脾；大米、豬瘦肉合用可健脾益氣、養陰潤腸。

材料：大米100克，豬瘦肉50克，陳皮9克，鹽適量，清水800毫升。

做法：
❶ 洗淨材料，瀝乾水分。
❷ 陳皮浸軟，切片。
❸ 豬瘦肉切粒。
❹ 將大米、陳皮放入鍋內，加入清水，用武火煮滾，加入瘦肉粒，再用文火煮45分鐘，下鹽調味即可。

食用：每日1次，每次約100克。

 腎虛尿頻者不宜太夜食用，避免影響睡眠。

茶 行氣降脂，潤腸通便

陳皮決明子茶

適用於血脂偏高、膽固醇偏高患者。

醫師點評 陳皮理氣健脾；決明子潤腸降脂。

材料：決明子20克，陳皮10克，清水800毫升。

做法：
❶ 洗淨材料，瀝乾水分。陳皮浸軟，切碎。
❷ 鍋內放入適量清水煮滾，加入全部材料，滾後用小火煎煮20分鐘，過濾備用。
❸ 再加水重複1次，將2次湯液合併。
❹ 用小火煮至約剩300毫升即成。

食用：代茶頻飲，可連續沖泡3至5次，當日飲完。

⚠️ 腸敏感易肚瀉者不宜食快食多。

粥 行氣活血，理氣和胃

陳皮花生粥

適用於氣虛氣滯之胸悶、疲倦乏力等。

醫師點評 大米、花生、陳皮合用可理氣行血，健脾和胃；本粥為氣虛氣滯體質之家常食用。

材料：大米100克，花生50克，陳皮15克，鹽適量，清水1000毫升。

做法：
❶ 洗淨材料，瀝乾水分。
❷ 鍋中燒滾清水，水滾後放大米、花生，用武火煲滾15分鐘至五成熟時放入陳皮，文火再煮20分鐘至黏稠，加入鹽拌勻即可。

食用：當正餐食用。

⚠️ 如消化弱者可僅食粥而少食花生。

陳皮白果粥

適用於濕重之多痰、咳喘、帶下。

醫師點評 大米健脾和胃；陳皮健脾理氣止咳；白果祛濕平喘。

材料：大米100克，陳皮6克，白果6克，鹽適量。

做法：
1. 洗淨材料，瀝乾水分。
2. 白果去殼，去芯。
3. 鍋中燒滾清水，水滾後放入大米、陳皮、白果，用武火煲滾後，再用文火熬煮30分鐘成粥，下鹽調味即可。

食用：每日1次。

❗ 如果想加強平喘的效果可加北杏9克。

陳皮雞丁

適用於中焦虛寒之泛吐清涎、胃口欠佳、胃腹冷痛。

醫師點評 雞肉、陳皮合用可益氣理氣；紅辣椒、花椒合用溫中開胃。

材料：雞肉500克，紅辣椒15克，陳皮5克，花椒5克，雞湯400毫升，生抽、米油、砂糖、麻油、薑片、蒜粒、葱段各適量。

做法：
1. 材料洗淨，瀝乾水分。雞肉切粒；陳皮浸軟，切片；紅辣椒去蒂、籽，切絲。雞丁加生抽、米酒和白糖拌勻，醃約1小時。
2. 燒熱油鑊，下雞丁炸至金黃色，撈出，倒出鍋內餘油。將花椒爆香後棄去；再將陳皮、辣椒炸至棕紅色，加薑片、葱段、蒜粒稍炒，下雞丁、雞湯，用文火煮5分鐘收汁，加麻油，棄去薑片、葱段、蒜粒即可。

食用：可分餐佐食。

❗ 怕辣者可將紅辣椒改為燈籠椒，且少放花椒。

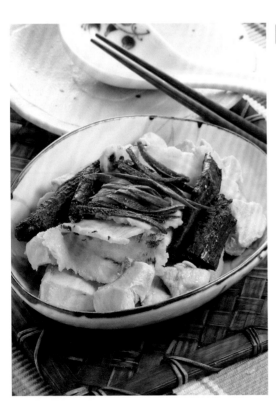

當歸陳皮子雞

適用於氣滯血瘀之肋間神經痛。

醫師點評 陳皮、丹參合用理氣活血；雞肉、當歸合用益氣養血，當歸還可活血止痛。

材料：雞肉250克，丹參10克，當歸10克，陳皮6克，清水250毫升，薑片、葱段、鹽各適量。

做法：
1. 材料洗淨，瀝乾水分。
2. 丹參、當歸切片；陳皮浸軟，切絲；雞肉切粒，下鹽拌勻。
3. 雞肉放在蒸盆內，放入薑片，葱段；放上當歸、丹參、陳皮，注入清水，隔水以武火蒸45分鐘即成。

食用：每6日1次，每次食雞肉50克。

❗ 如果有對當歸敏感者，可改用雞血藤。

`小菜` 溫中和胃，寬胸理氣

陳皮雞翼

適用於脾胃虛寒兼氣滯之畏寒氣短、胃口欠佳。

`醫師點評` 陳皮理氣寬胸健脾；雞翼益氣和胃；薑調味溫中和胃。

材料：雞翼10隻，陳皮12克，薑片、葱段、葱花各適量，生抽1湯匙，米酒1/2湯匙，生粉1湯匙，鹽、麻油各適量。

做法：
❶ 材料洗淨，瀝乾水分。陳皮浸軟，泡陳皮的水留用。在雞翼背面剟一刀，用生抽、米酒、生粉和一半薑片醃15分鐘。
❷ 燒熱油鑊，放雞翼炸至金黃色，撈起瀝乾油待用。鑊內留少許餘油，炒香薑片、葱段和陳皮，倒雞翼翻炒，注入泡陳皮的水，大火煮滾。加適量鹽和麻油炒勻調味，加蓋大火燜煮5分鐘至湯汁濃稠，灑葱花拌勻便可。

食用：可分餐佐食。熱氣人士應少食用。

> ⓘ 雞翼偏油易惹濕，體虛濕重者少食。

`湯` 健脾益氣，強筋健骨

陳皮雞湯

適用於身體虛弱、四肢無力痿軟。

`醫師點評` 黃芪、淮山、陳皮、升麻、牛蒡合用可健脾益氣、理氣和胃；枸杞子、白芍、雞腿合用可調養肝腎，強筋健骨。

材料：黃芪10克，淮山10克，枸杞子6克，牛蒡3克，升麻3克，白芍3克，陳皮3克，雞腿300克，清水1000毫升，鹽適量。

做法：
❶ 材料洗淨，瀝乾水分。雞腿切小塊，汆水後洗淨備用。
❷ 將中藥材放進瓦煲內，加清水煮45分鐘成藥材湯備用。
❸ 雞塊放入燉盅，加藥材湯3杯和鹽，蓋上盅蓋，燉1小時即可。

食用：佐餐食用。

> ⓘ 如想加強腳力可加入牛大力30克，川牛膝20克。

`湯` 強筋骨，益氣血，潤肌膚

陳皮花生豬腳湯

適用於氣血不足、多勞易倦、初秋風燥、產後陰血不足之乳汁缺少。

`醫師點評` 豬腳可強筋骨，益氣血，通乳汁，潤肌膚；花生、陳皮理氣健脾養血。

材料：豬腳3隻，花生100克，陳皮3克，薑2片，清水3000毫升，鹽適量。

做法：
❶ 材料洗淨，瀝乾水分。
❷ 浸泡陳皮、花生；豬腳刮毛，斬件，汆水，洗淨瀝乾。
❸ 全部材料放進瓦煲內，加入清水，用武火煮滾後，轉文火煮約3小時，下鹽調味即可。

食用：佐餐食用。花生、豬腳可撈起，以生抽佐餐食用。

> ⓘ 如脾胃虛弱難消化者食豬腳量宜少。

`湯` 補中益氣，健脾和胃

陳皮黃芪燉豬肚湯

適用於脾胃虛弱之胃下垂等患者。

`醫師點評` 黃芪補中益氣，升提陽氣；陳皮理氣健脾；豬肚健脾和胃、以型補型。

材料：豬肚1個，黃芪20克，陳皮20克，米酒1湯匙，薑片、葱段、鹽各適量。

做法：
❶ 材料洗淨，瀝乾水分。
❷ 用粗鹽和醋反覆搓洗內外，以白鑊煎至兩邊金黃，切片。
❸ 陳皮浸軟，切粒。
❹ 全部材料放鍋內，加清水適量，用武火煮滾，再用文火燉煮1小時，下鹽調味即成。

食用：每日1次，每次吃豬肚50克，既可佐餐也可單食。

> ⓘ 尿酸高者不宜多食豬肚。

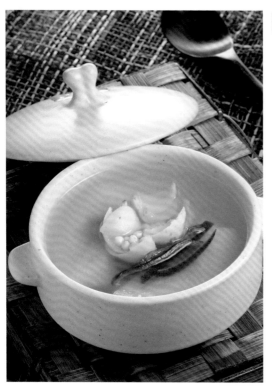

理氣化痰，潤肺止咳

陳皮川貝百合燉雪梨

適用於陰虛氣滯之口乾咽燥、咳痰不爽。

醫師點評 陳皮理氣化痰止咳；雪梨、川貝母、百合、冰糖配用可潤肺止咳。

材料：雪梨2個，川貝母3克，百合3克，陳皮3克，冰糖適量。

做法：
❶ 洗淨材料，瀝乾水分。
❷ 陳皮浸軟，刮去瓤，切絲。
❸ 雪梨去皮、去芯，切塊；
❹ 將所有材料放入燉盅內，加適量清水並蓋上盅蓋燉1.5小時，加適量冰糖，拌融即成。

食用：隨意飲用。

⚠ 濕重痰多者不宜多服。

糖水 健脾開胃，化痰止咳

陳皮酸梅飲

適用於喉乾煩渴、胃脹痰多。

醫師點評 酸梅生津開胃，利咽化痰；陳皮、桂花合用理氣除脹、健脾化痰。

材料：酸梅15克，陳皮3克，桂花3克，冰糖適量。

做法：
❶ 洗淨材料，瀝乾水分。
❷ 陳皮浸軟，切粒。
❸ 陳皮、桂花、酸梅放入鍋內，加適量清水，用武火煮滾，文火燉熬30分鐘，停火待涼，去渣。
❹ 冰糖打碎，加適量清水煮成糖水；與酸梅、陳皮水拌勻即成。

食用：每日1次，適量飲用。

⚠ 胃酸多者酸梅不宜多。

糖水 止咳平喘，潤肺滋陰

陳皮杏汁

適用於肺脾虛弱之咳喘。

醫師點評 南杏、北杏合用可潤肺止咳平喘；陳皮理氣健脾化痰；大米、冰糖合用可健脾潤燥。

材料：南杏120克，北杏30克，大米30克，陳皮3克，冰糖適量。

做法：
❶ 洗淨材料，瀝乾水分。
❷ 大米用水浸泡3小時。
❸ 陳皮、杏仁、大米用攪拌器加水攪成杏汁，用布包隔渣。
❹ 將冰糖煮融，轉文火；將杏汁倒入糖水拌勻，即成。

食用：隨意飲用。

⚠ 注意此汁為3人量，或者分多次服用。

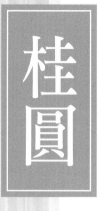

桂圓

桂圓善於補心脾而益氣血，較適合用於心脾虛弱，氣血不足者。且桂圓甜美可口，不滋膩，不壅氣，為滋補良藥。為了防止服用過多而導致「熱氣」，可配用花旗參、桑椹、雪梨、石斛等以緩和桂圓的溫性。

藥材 ID

別名：龍眼、圓眼、益智、蜜脾、燕卵、驪珠、元肉。

【性味歸經】

桂圓果肉性溫，味甘，歸心、脾經。

【功效主治】

桂圓肉具有補虛益智、補益心脾、養血安神的功效；桂圓一般應用於治療失眠、頭暈、心悸的症狀，對體虛人士及產後婦女，有補血、復原體力等功效，可改善血虛萎黃，治健忘失眠。

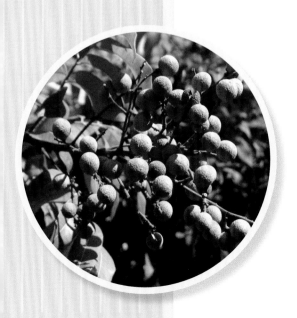

增強 免疫能力	主要應用於體弱、婦女產後調理。動物實驗證明，連續 7 天以含桂圓的提取液灌胃，能增加脾臟的重量。脾臟是人體最大的免疫器官，可以製造免疫球蛋白，並過濾細菌和老化的紅血球。脾臟的重量增加，可增強人體的免疫功能。	**抗衰老**	主要應用於過早衰老人士。動物實驗證明，桂圓肉能抑制腦 B 型單胺氧化酶（MAO-B）的活性。人腦中 MAO-B 活性，在 45 歲後隨增齡而急劇增加，而被認為是人體中的一種和身體的衰老密切相關的黃素蛋白酶，即其活性升高可加速老化。
穩定血壓	主要應用於高血壓。桂圓肉的鉀含量高。鉀與正常的心跳及肌肉收縮有關，並與鈉共同控制體內平衡，協助穩定血壓及正常的神經傳導。如果飲食中鈉多鉀少，可能使血壓不穩，多食用桂圓肉可改善情況。	**滋補**	主要應用於神經過敏、心悸、失眠。神經過敏、心悸、失眠者，每天吃 5-10 粒桂圓有助寧神安眠。桂圓還能補血健脾。
補血	主要應用於貧血。每 100 克桂圓含約 4 毫克鐵，鐵質是製造紅血球的必要元素。因此桂圓具有補血的功效。	**助排毒**	主要應用於積毒體質。桂圓肉含鉀，可促進人體對鈣質吸收，調整體內水分之平衡，並刺激腎臟排出有毒物質。不過，腎炎及尿毒病人常食桂圓卻可能導致病情惡化。
抗癌	主要應用於子宮頸癌。臨床實驗證明，桂圓肉水浸液對婦女的子宮頸癌細胞（JTC-26）的抑制率達 90% 以上，比對照組抗癌化療藥物高約 25%。桂圓的高抗癌活性，在各水果中屬罕見。	**健腦**	主要應用於健忘。每 100 克桂圓肉含約 150 毫克磷。磷是腦部和神經不可缺少的元素，常食有助腦細胞的生長，可增進記憶、改善健忘，故古代稱之「益智」。
抗應激	主要應用於畏寒、自汗等。動物實驗證明，連續 10 天以含桂圓的提取液灌胃，可提升動物抵抗缺氧、低溫及高溫的能力。		

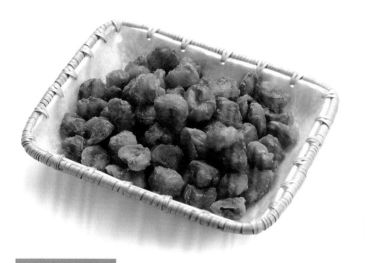

注意事項

❶ 桂圓肉中糖分特別高，糖尿病人不宜多食。

❷ 桂圓屬溫熱食物，陰虛火旺、有內熱或痰火、腹脹、咳嗽、口腔黏膜潰瘍、月經過多、尿道發炎及盆腔發炎的人士不宜食用。

❸ 腎衰竭及尿毒病人不宜多吃。

經典食療方

桂圓紅棗湯

桂圓肉 30 克，紅棗 15 克，冰糖適量。經常飲用。

具有健脾養血，養心安神的功效。適用於氣血虛弱之貧血、睡眠欠佳者。

桂圓桑椹湯

桑椹 200 克，黨參 20 克，桂圓肉 10 克，蜂蜜適量。經常飲用。

具有滋陰養血，健脾和胃的功效。適用於氣血虛弱之疲倦乏力、胃口欠佳、面色無華、睡眠欠安等。

桂圓紅棗芡實湯

芡實 12 克，桂圓肉 10 克，紅棗 8 克。經常飲用。

具有養血安神，益腎固精的功效。適用於心腎不交之心悸、失眠、健忘、遺精等。

桂圓蓮子湯

桂圓肉、蓮子各 15 克。早、晚各食用 1 次。

具有補心血，健脾胃的功效。適用於心脾兩虛的失眠、心悸、神志不安、食慾不振等。

桂圓燉薑棗

桂圓肉 15 克，薑 6 克，紅棗 5粒，紅糖 30 克。每日飲 1 次。

具有健脾補血的功效。適用於孕婦產前脾虛血弱之手足軟弱無力、頭暈、面黃，或產後浮腫等。

Q1 桂圓應如何配伍？

桂圓通常的配伍與保健功效如下：

配人參、黃芪、當歸、酸棗仁等：	補心脾、益氣血、安心神等。
配生地黃、百合、酸棗仁、柏子仁等：	養血安神、治陰血虛少等。
配伍黨參、熟地等：	氣陰不足、身體消瘦、失眠多夢。
配黃芪、白朮等：	治脾氣虛弱，統攝無權而致便血、月經過多、崩漏等。
配紅棗：	養心安神、健脾補血。
配石斛：	補脾健胃、補心益智、除煩熱等。
加紅糖燉服：	婦女氣血不足之月經不調、行經腹痛。
配杞子熬膏：	補心脾之血，治驚悸、失眠、健忘、貧血等。

Q2 桂圓如何製作成桂圓肉？

桂圓肉的焙製方法包括焙烘法、隧道窰法、日曬法，以及紅外線烘乾機法等，當中以焙烘法和日曬法最為常用，亦會兩者結合。

焙烘法	焙烘的工藝流程由 8 月中下旬開始，一直延續到 11 月下旬至 12 月上旬，具體工序包括選果（選擇品種）、剪果、浸水、搖沙磨皮、初焙、再焙、三焙、剪蒂、掛黃（在桂圓的果面染上黃色的薑黃粉，以改善外觀）、分級及包裝。
日曬法	將成穗的桂圓放於太陽下曝曬一天，其間翻動一次。然後剪下果實，再多曬半天，用麻袋或草包蓋，進行回潮，存放一至數天。再攤開曝曬半天，再疊起回潮，重複 1-2 次，直至果皮乾得一壓即裂。
日曬法與焙烘法結合	將成穗果實放於太陽下曬 1-2 天，每天翻動一次，待果皮變軟後放在烘床上，在 60℃-65℃ 下烘 12 小時，翻動後移出靜放 1-2 天，進行回潮，再烘 2-4 小時，至果皮一壓即裂便可。

Q3 哪些人忌食桂圓？

桂圓含糖分高，糖尿病患者不宜多食。另外，桂圓屬溫熱食物，陰虛火旺、有內熱或痰火、腹脹、咳嗽、口腔黏膜潰瘍、月經過多、尿道發炎及盆腔發炎的人士不宜食用。孕婦，尤其是妊娠早期，則不宜食用桂圓，以防胎動及早產。

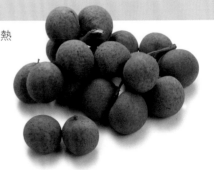

Q4 如何控制桂圓的用量？

桂圓的參考用量如下：
1. **內服煎湯**：一般劑量為 10-15 克，大劑量為 30-60 克。
2. **熬膏滋藥**：按配方常法熬製，每次服 10 毫升，日服 2-3 次，以開水調化飲服。
3. **浸酒製成藥酒**：按配方泡酒，一般封蓋浸泡 30 天後即可服用，每次 10 毫升，日飲 2-3 次。
4. **研粉末製成丸劑或與其他藥粉配製成丸劑**：每次服 3 克，日服 2-3 次。

Q5 桂圓與什麼食物相剋？

暫未有文獻記載桂圓與任何食材相剋。

Q6 如何貯存桂圓？

桂圓在氣溫、濕度高的情況下，易發霉或被蟲蛀。因此應放置於通風涼爽的地方，必要時可放入雪櫃冷藏保存。

Q7 如何保持桂圓新鮮？

桂圓的常用保鮮方法有以下兩種：
1. **熱燙處理法**：將整穗龍眼果浸在沸騰的開水中燙 30-40 秒後，立即取出掛在陰涼通風處吹乾。此方法可保桂圓在 15-20 天內維持新鮮，低溫冷藏更可保鮮多達 22 天。
2. **氣調保鮮法**：桂圓採收後經過預冷、剪果、選果和防腐後進行裝袋、抽氣、充氮處理，然後貯存於低溫下，30-40 天後仍可保持新鮮。

Q8 桂圓的產地是如何分佈的？

桂圓的產地分佈如下：18 世紀末，桂圓由中國傳入印度，後再傳遍世界各地。目前桂圓產地亞洲南為主，如泰國、越南、老撾、柬埔寨、緬甸、斯里蘭卡、印度、菲律賓等地，馬來西亞、印尼、澳洲的昆士蘭、美國的夏威夷和佛羅里達州等地也有出產少量桂圓。

Q9 桂圓的生長習性是什麼？

桂圓是亞熱帶常綠果樹，一年能多次抽梢，新梢的抽生通常在已充實的枝梢頂芽延生，也有從短截枝上的腋芽或大枝上的不定芽抽出。一條新梢從開始抽生到轉淺綠色，快的 15 天，慢的 30 天，從淺綠色轉深綠色至再萌發，快的 20 天，慢的 45 天。因此，完成一個抽梢周期快的 30 天，慢的 80 天。桂圓枝梢生長以季節分有春梢、夏梢、秋梢和冬梢四種。

Q10 從現代營養的角度如何理解桂圓對腦部的作用？

桂圓含葡萄糖、蔗糖、蛋白質、氨基酸、脂肪、維他命 B_1、B_2、C、磷、鋅、鈣等，對腦細胞有一定的營養價值，能增強記憶、消除疲勞。

養血安神，補肺益腎

冬蟲夏草桂圓茶

適用於血虛心悸以及肺腎兩虛之咳嗽氣短、腰膝痠軟等。

醫師點評
桂圓肉具有養血安神的功效；冬蟲夏草具有補肺益腎的功效。

材料：
桂圓肉......................20克
冬蟲夏草 10克

做法：
① 桂圓肉、冬蟲夏草洗淨。
② 放入燉盅內，加1碗水，隔水燉1小時。

食用：每日飲用1-2次。

 通常4-5天為一療程。

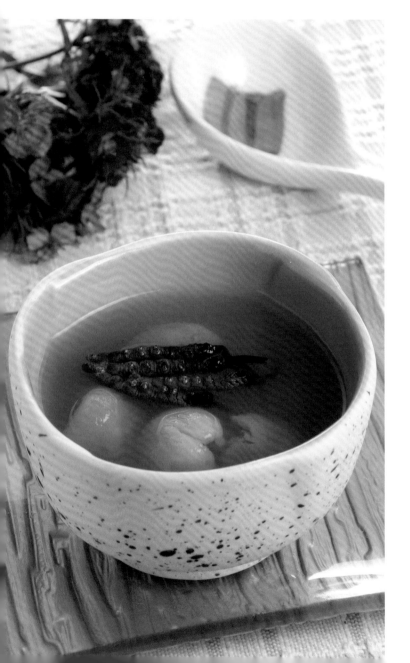

茶 養血安神，補腎養髮，養肝柔筋

何首烏桂圓白芍茶

適用於貧血、面色無華、頭髮易脫落、腰膝痠痛、手腳易抽搐、頭暈眼花者。

醫師點評 桂圓肉、當歸、紅棗合用可養血安神；白芍、何首烏合用可調補肝腎，其中白芍還可養肝柔筋，改善手腳抽搐的現象。

材料：桂圓肉15克，白芍10克，何首烏8克，當歸5克，紅棗6粒。

做法：
1. 所有材料洗淨，紅棗去核。
2. 放入鍋中，加4碗水，以大火煮滾，改小火煎煮成1碗水。

食用：每日飲用1次。

通常4-5天為一療程，體質較虛弱者需服1-2個療程才能初見效果。

糖水 寧心安神，清熱潤燥

桂圓雪梨水

適用於肺燥乾咳及血少失眠者。

醫師點評 桂圓肉寧心安神；雪梨、冰糖合用可清熱潤燥。

材料：雪梨5個，桂圓肉30粒，冰糖適量。

做法：
1. 桂圓肉洗淨。
2. 雪梨洗淨，去皮，去芯，切塊。
3. 冰糖加入10碗水中煮滾，待冰糖融化後，加入所有材料，大火煮滾，當蒸氣釋出時，再煮6-8分鐘，熄火，焗約10分鐘即成。

食用：經常食用。

糖尿病者宜少食。

茶 養血安神，活血通絡，調補肝腎

何首烏桂圓茶

適用於貧血、面色無華、心神不安、手腳麻痺、腰膝痠痛、頭暈眼花者。

醫師點評 桂圓肉、當歸、紅棗合用可養血安神，其中當歸可活血通絡；何首烏調補肝腎而養髮。

材料：桂圓肉15克，何首烏10克，當歸5克，紅棗6粒。

做法：
1. 所有材料洗淨，紅棗去核。
2. 放入鍋中，加4碗水，以大火煮滾，改小火煎煮成1碗水。

食用：代茶飲。

如果對當歸敏感者，可當歸轉雞血藤。

糖水 益氣補血，補益肝腎

桂圓二子糖水

適用於氣血虛弱、肝腎不足之頭暈目眩、疲倦乏力等。

醫師點評 桂圓肉、杞子、桑椹合用可益氣補血，補益肝腎；冰糖生津潤燥。

材料：桂圓肉12克，杞子、桑椹各9克，冰糖適量。

做法：
1. 桂圓肉、杞子、桑椹洗淨。
2. 放入鍋中，加適量水，煮成湯，加冰糖調味。

食用：每日1份，早、晚各飲1次。

糖尿病者宜少食。

滋補安神,健脾補腎,養血益氣

桂圓雪耳燉冰糖

適用於心脾腎虛所致心悸、疲倦乏力、胃口欠佳、腰膝痠軟。

醫師點評 花膠滋陰補虛;黃芪、白蓮子、桂圓肉合用可健脾補腎,養血益氣;冰糖生津潤燥;薑調味和胃。

材料:花膠、黃芪、白蓮子、桂圓肉各20克,冰糖、薑片各適量。

做法:

❶ 花膠用水煮至鬆軟,取出,冷卻後切成條片狀,雪藏。

❷ 黃芪、白蓮子、桂圓肉洗淨,略浸。

❸ 上述材料放入燉盅內,加入洗淨的薑片,隔水燉1小時,加入冰糖調味,再燉3小時。

食用:當甜點食用。

❗ 糖尿病者宜少食。

湯 養血安神,益氣養陰

桂圓酸棗瘦肉湯

適用於心脾失調之疲倦乏力、睡欠安寧的人士。

醫師點評 豬瘦肉益氣養陰;桂圓肉、酸棗仁、紅棗合用可養血安神。

材料:豬瘦肉300克,桂圓肉40克,酸棗仁10克,紅棗2粒,鹽適量。

做法:

❶ 豬瘦肉切塊,汆水,洗淨。

❷ 桂圓肉、酸棗仁、紅棗洗淨,紅棗去核。

❸ 所有材料(鹽除外)放入鍋內,加適量水,大火煮滾,改小火煮2小時,下鹽調味。

食用:經常食用。

❗ 服湯的同時宜放鬆心情,效果會更好些。

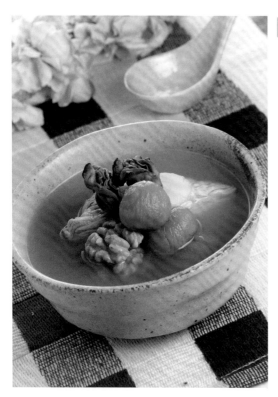

湯 益氣養陰,補血護髮

桂圓核桃瘦肉湯

適用於氣血虛弱引致白髮過早出現的人士。

醫師點評 豬瘦肉益氣養陰;桂圓肉養血安神;核桃、蠔豉合用補腎護髮。

材料:豬瘦肉150克,桂圓肉、核桃、蠔豉各10克,薑3片,鹽適量。

做法:

❶ 豬瘦肉切塊,汆水,洗淨。

❷ 桂圓肉、薑片洗淨;淡菜去雜質,洗淨。

❸ 鍋內加適量水,煮滾,放入處理好的材料,再大火煮滾,改小火煮約3小時,下鹽調味。

食用:經常飲用。

❗ 配合適當呼吸運動及良好睡眠,會有更好的效果。

花旗參桂圓豬腜湯

湯 清熱生津，益氣養血

適用於治熱盛傷津、氣血不足之口乾口渴、氣短乏力、睡欠安寧。

醫師點評 花旗參、石斛合用可清熱生津；豬腜、桂圓肉合用可益氣養血。

材料：豬腜1塊，桂圓肉20克，花旗參片15克，石斛7粒，鹽適量。

做法：
1. 豬腜切小塊，汆水，洗淨。
2. 桂圓肉、花旗參片、石斛洗淨。
3. 所有材料（鹽除外）放入鍋內，加適量水，大火煮15分鐘，改小火煮2-3小時，下鹽調味。

食用：佐餐，飲湯食肉。

⚠ 此湯較適宜熱病後傷氣陰者，如果還高燒不退者不宜。

桂圓蓮子芡實粥

粥 益氣補血，健脾祛濕

適用於脾虛泄瀉、自汗、貧血、婦女臨產、產後虛弱、浮腫、月經不調、崩漏等症狀。

醫師點評 大米、桂圓肉、芡實、蓮子合用可益氣補血，健脾祛濕。

材料：大米40克，桂圓肉、芡實各10克，蓮子4克，鹽適量。

做法：
1. 桂圓肉、芡實、蓮子洗淨。
2. 大米淘洗淨，瀝乾水分。
3. 所有材料放入鍋中，加適量水煮成粥，下鹽調味。

食用：經常食用。

⚠ 如想加強止汗者可加適量糯米；如想加強祛濕可加茯苓或薏苡仁。

紅棗龍眼粥

粥 補心養血，開胃益脾，安神益智

適用於心脾虛弱引起的失眠、驚悸、貧血、健忘、神經衰弱等的輔助治療，亦可治婦女產後浮腫及氣血虛弱。

醫師點評 大米、龍眼、紅棗、紅糖諸味合用可有補心養血，開胃益脾，安神益智的功效。

材料：大米30克，龍眼10克，紅棗3克，紅糖適量。

做法：
1. 龍眼去殼，去核，洗淨。
2. 紅棗及大米洗淨，紅棗去核。
3. 龍眼肉、紅棗及大米放入鍋中，加適量水煮成粥，煮滾後加紅糖調味。

食用：空腹食用。

⚠ 不嗜甜者可不加糖。

桂圓蒸雞蛋

小菜 補養心脾，滋陰養血

適用於陰血虛弱所致口乾咽燥，心煩難眠。

醫師點評 雞蛋配桂圓肉可補養心脾，滋陰養血。

材料：雞蛋1隻，桂圓肉6粒，鹽適量。

做法：
1. 桂圓肉洗淨。
2. 雞蛋打勻，加適量鹽，蒸至半熟。
3. 桂圓肉鋪在雞蛋上，再蒸10分鐘。

食用：每日食1次，經常食用。

⚠ 膽固醇偏高者不宜多食。

小菜 健脾益氣，養心安神

桂圓黨參燉鴿肉

適用於心脾虛弱所致神經衰弱、神疲體倦、心悸、失眠、健忘。

醫師點評 乳鴿配黨參可健脾益氣；桂圓肉養心安神。

材料：乳鴿肉150克，黨參30克，桂圓肉20克，鹽適量。

做法：

❶ 鴿肉汆水，洗淨。

❷ 黨參、桂圓肉洗淨。

❸ 所有材料放進燉盅（鹽除外）內，加適量滾水，隔水用小火燉2小時，下鹽調味。

食用：喝湯食肉。

！ 此為2人量，或分兩次服用。

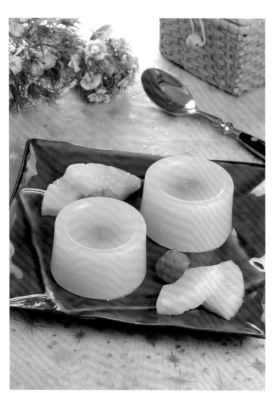

小菜 補血益氣，養陰潤燥

桂圓紅棗燉蛋

適用於陰血虛弱所致皮膚多皺、面色無華。

醫師點評 雞蛋合桂圓肉、紅棗可補血益氣，養陰潤燥。

材料：雞蛋4隻，桂圓肉2湯匙，紅棗16粒。

做法：

❶ 桂圓肉用溫水洗淨。

❷ 雞蛋打勻。

❸ 取4個飯碗，每碗注入6-7分滿水、1隻打勻的雞蛋及半湯匙桂圓肉，蒸約6分鐘。嗜甜者可加冰糖。

食用：當點心食用。

！ 此為4人量，或分多次服用。

小吃 養心安神，生津止渴

桂圓茶凍

適用於陰血虛少之口乾咽燥、心煩意亂。

醫師點評 桂圓肉養心安神；菠蘿肉、大菜粉、砂糖可生津止渴。

材料：桂圓肉200克，菠蘿肉100克，大菜粉1包，砂糖30克。

做法：

❶ 桂圓肉、菠蘿肉分別洗淨。

❷ 菠蘿肉切碎，加桂圓肉以7.5碗水煮成桂圓肉茶，撈起桂圓肉及菠蘿肉。

❸ 加大菜粉入桂圓肉茶中煮滾，加入砂糖。

❹ 碗底中央放1粒桂圓肉，倒入桂圓肉茶，冷卻後放入雪櫃冷藏。

食用：當點心食用。

！ 此為10-11人量，或分多次服用。

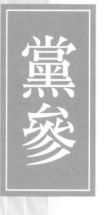

黨參

凡秋冬季節，廣大市民較喜歡用黨參來煲湯，因為用黨參煲出的湯較甘美，且其較善補肺脾的氣，多數古方中的人參在現代也由黨參來代替。黨參為補氣之中藥，實質上還可養血生津，所以它是氣血雙補之良藥。

藥材 ID

別名：防黨參、上黨參、獅頭參。

【性味歸經】

甘，平。歸脾、肺經。

【功效主治】

健脾益肺，養血生津。用於脾肺氣虛，食少倦怠，咳嗽虛喘，氣血不足，面色萎黃，心悸氣短，津傷口渴，內熱消渴。

現代臨床還用於貧血、白血病和血小板減少病、原發性再生障礙性貧血、地中海貧血及神經官能症等病的治療。黨參有調整胃腸運動功能，增強身體免疫功能，增強造血功能，抗應激，抗潰瘍，強心，調節血壓，抗心腦缺血，改善血液流動，又有鎮靜、改善記憶等作用。

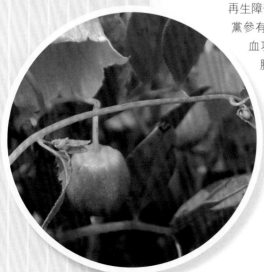

對消化系統的影響	主要應用於胃潰瘍、病理狀態的胃腸運動功能紊亂等。黨參水煎液可增加動物離體胃肌張力和調節胃腸運動，抑制胃運動亢進作用，加快在體動物小腸的推進運動。減少腫瘤壞死因子的分泌，調整燒、燙傷後紊亂的胃腸功能，防治腸源性感染。	對心腦血管系統的作用	主要應用於氣虛血瘀型冠心病、心腦缺血、高血壓。黨參浸膏、醇提物、水提物均能使外周血管擴張而明顯降低血壓；黨參液對氣虛血瘀型冠心病的病人具有增強左心室功能的作用。
增強人體免疫力	主要應用於免疫力弱者。黨參多糖灌胃能提高二硝基氟苯誘發環磷酰胺所致免疫抑制動物的遲發型超敏反應，還能提高免疫抑制動物血清溶血素抗體生成水平。	改善血液流動	主要應用於血栓形成、高黏血症、血液黏度的異常。黨參液可抑制 ADP 誘導的動物血小板聚集。動物靜脈注射黨參注射液，可明顯降低全血比黏度和血漿比動度、抑制體內外血栓的形成。
增強造血功能	主要應用於慢性貧血、功能性子宮出血。黨參水浸膏與醇浸膏可使紅血球數升高，白血球數下降。黨參有影響脾臟促進紅血球生成的作用。亦使紅血球數和血紅蛋白含量明顯升高，對網織紅血球數和淋巴細胞數則無明顯影響。	對中樞神經系統的影響	主要應用於失眠，記憶力衰退。黨參水提物能顯著延長戊巴比妥和乙醚引起的睡眠時間；也能明顯改善東莨菪鹼所致的動物學習記憶障礙。
降血脂	主要應用於高血脂。黨參總皂苷灌胃能顯著降低高脂血症動物血清總膽固醇、三酸甘油酯、低密度脂蛋白膽固醇含量，升高高密度脂蛋白膽固醇含量。	抗應激作用	主要應用於抵抗有害刺激。黨參可提高身體對有害刺激的抵抗能力。黨參多糖可延長動物游泳時間、增強耐高溫能力、增強去腎上腺動物耐缺氧能力。

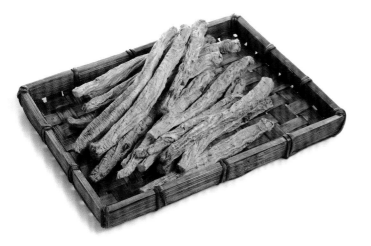

經典食療方

代參茶

炙黃芪 30 克，炒黨參 20 克，龍眼肉 15 克，炒白朮 12 克。代茶飲用。

具有益氣健脾，養心安神的功效。適用於氣血虛弱所致頭昏，面色萎黃，飲食欠佳，四肢乏力，夜寐多夢，動則心悸。

黨參白朮飲

黨參、白朮各 20 克，淮山 60 克，炙甘草 9 克，炒扁豆 30 克，桔梗 6 克，蓮子 20 克，砂仁 6 克，薏米 10 克。代茶飲用。

具有健脾止瀉的功效。適用於脾虛濕困之腹瀉腹脹者。

黨參炒米茶

炒米（白米炒黃）50 克，黨參 24 克，水 1000 毫升。代茶飲用。

具有補中益氣，和胃止瀉的功效。適用於脾胃氣虛之疲倦乏力，食少便溏，氣短喘促者。

黨參麥芽茶

黨參 20 克，麥芽 15 克，紅棗 6 粒，水 200 毫升。代茶飲用。

具有補氣血，健脾胃的功效。適用於氣血虛弱所致面色萎黃，食慾欠佳者。

黨參紅棗茶

黨參 15-30 克，大棗 5-10 粒，水 500 毫升。代茶飲，每天 1 劑。

具有補脾益胃，養血安神的功效。適用於脾虛泄瀉，氣血虧損，心悸失眠者。

實用錦囊

Q1 黨參與人參在功效有何相同？

中醫認為，黨參與人參均入肺脾經，為益氣藥，具有補氣健脾，益肺生津之效，常用於各種氣虛不足或氣津兩傷之症。均可用於脾氣不足的體虛倦怠，食少便溏；肺氣虛虛的咳嗽氣促，語聲低微及氣血虛者。

Q2 黨參可以代替人參嗎？

黨參補脾肺之氣、生津、養血和扶正祛邪等功效與人參基本類似，而力較弱，故古今方中以人參治療一般脾肺氣虛及津傷血虛而證候較輕者，現多以黨參代之。然而黨參補氣作用十分緩和，僅為人參之八分之一至一半，使用劑量較大。

不可代替的情況有：遇虛脫危重證急須大補元氣以固脫時，宜用人參，因其可復脈固脫，大補元氣，即使大劑量服用黨參，也不能代替。消化能力低下、青壯年患者則選黨參較好。

Q3 明黨參和黨參一樣嗎？

明黨參和黨參是常用中藥材，名稱僅一字之差，容易混淆。黨參屬於桔梗科，明黨參是傘形科植物明黨參的根。大部分黨參藥材具有明黨參沒有的「獅子盤頭」；而明黨參較短，表面黃白色或淡棕色，有的具紅棕色斑，較光滑或有縱溝和鬚根痕，質地較硬脆，斷面角質樣，且皮部與木部較易分離。黨參性味甘平，側重於補中益氣、健脾益肺；明黨參性味甘、微苦、微寒，側重於潤肺化痰，養陰和胃，平肝，解毒，用於肺熱咳嗽、嘔吐反胃、食少口乾、目赤眩暈和疔毒瘡瘍。

Q4 西黨、東黨、潞黨、條黨分別是甚麼？

黨參產區甚多，差異較大，按該品種標準分為不同的規格和等級。

西黨： 一般指甘肅、陝西及四川西北部所產的黨參藥材，原植物多為素花黨參，部分為黨參。又稱紋黨。

東黨： 即東北三省所產者。又名吉林黨，因吉林產量多，故名。原植物為黨參。

潞黨： 即主產山西及各地所引種者。其中以山西潞州特產的西潞黨為黨參中之優者。野生於山西五台山等地者稱「台黨」，質優。原植物為黨參，部分西潞黨的原植物為素花黨參。

條黨： 即四川、湖北、陝西三省接壤地帶所產，原名單枝黨、八仙黨或皮橋黨。形多條狀，故名條黨。其原植物多為川黨參。

Q5 長期食用黨參有副作用嗎？

雖然書載黨參的藥性都是性平的，但臨床實際使用，劑量稍大或服用時間稍長，從效果看是偏溫，成燥熱之物，傷津耗液。這符合中醫理論氣能生火之理、及其能抗低溫、升高血壓等的藥理。部分人長期服用可能出現上火現象，如便秘、口瘡，可找中醫師開綜合的方劑調理一下。

Q6　如何選購黨參？

黨參： 根頭部有多數疣狀突起的莖痕及芽痕，習稱「獅子盤頭」；根頭下有緻密的環狀橫紋，向下漸稀疏，栽培品環狀橫紋少或無。質稍硬或略帶韌性，斷面有裂隙或放射狀紋理。一般野生品種的「獅子盤頭」大，環狀橫紋緻密。以根條肥大、質柔潤、氣味濃、嚼之無渣為佳。

素花黨參： 上半身近根頭部有緻密而明顯的環狀皺紋，習稱「蚯蚓頭」，橫紋常達全長的一半以上。斷面裂隙較多。以根條肥大、粗實、皮緊、橫紋緻密、味甜者為佳。

川黨參： 呈長圓柱形，末端稍細，少有分枝，表面有明顯不規則的縱溝和點狀突起的皮孔，頂端有較稀的橫紋，大條者亦可見「獅子盤頭」，但其莖痕較少；細條者根頭較身細小稱「泥鰍頭」。質較軟而結實，斷面裂隙較少，木部外圍有一圈淺棕色環。以根條肥大、質柔潤、氣味濃為佳。

Q7　在甚麼情況下不適宜服用黨參？為什麼？

陰虛內熱、內火過盛不宜多服，反令內熱更加嚴重，並且氣滯、肝火盛者更是禁用。結膜炎、流行性感冒、猩紅熱、流行性腮腺炎、傳染性肝炎、肺氣腫的急性感染期均是感外邪所致，不宜用黨參，因邪不去只扶正氣，反而閉門留寇，「氣能生火」、「補能留邪」，或抑制身體正常祛痰能力。實證、熱證、正虛邪實證也因同一道理而不應單獨服用。

Q8　孕婦可以吃黨參嗎？

在臨床上，中醫一般建議在氣虛下才使用黨參，可以補氣以安胎。對於某些實熱體質的孕婦，或懷孕後期體質偏熱的孕婦，如果服用溫補的黨參，有可能助火動胎，加重懷孕的不適。所以必須在中醫師指示下服用。

Q9　黨參有甚麼食法？

黨參可配合不同的材料用於燉湯、煲粥、小菜、點心等烹調方，鹹甜皆可。也可加上中藥浸泡成各種茶酒，調理身體。單獨可用於調補氣血，直接蒸成軟黨參乾嚼食。但建議勿長期服用。

Q10　如何貯藏黨參？

黨參含糖分及黏液質較多，在高溫和高濕度的環境下極易變軟發黏，應慎防貯藏時霉變和蟲蛀。貯藏前，應挑走發霉、蟲蛀、帶蟲卵的劣品。並且要充分晾曬黨參，一般通風翻曬 3-4 小時即可。然後儘快收取藥材，用紙包好裝入乾淨的密實袋內，每包以 1 公斤為宜，立即封口。最後，放通風和乾燥的地方或置冰箱備用。

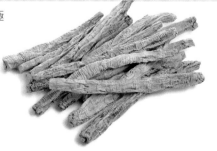

健脾和胃，促進消化

益脾健胃茶

茶

適用於脾虛運化不良之胃口欠佳，或有胃脘悶而
不舒者。

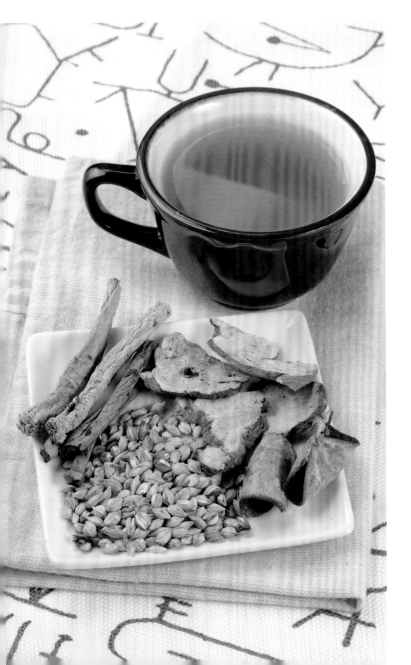

材料：

炒麥芽	20克
炒黨參	15克
炒白朮	12克
炒陳皮	9克

做法：

❶ 所有藥材洗淨，瀝乾水
分。把藥材研成粗末
（不研亦可）。

❷ 置保溫瓶中，以沸水適
量沖泡，蓋蓋焗20-30
分鐘。

食用：用作1日量，代茶飲
用，至晚飲盡。

❗ 分別可飯前及飯後少
量服用。

茶 補中益氣，和胃除濕

參芪薏苡茶

適用於中老年體氣虛弱，精神疲乏，飲食欠佳，大便偏溏。

醫師點評 黃芪、生薑9克、黨參、大棗合用可補中益氣；薏米健脾和胃祛濕。

材料：薏米30克，黃芪20克，生薑9克，黨參、大棗各10克。

做法：
1. 所有藥材洗淨，瀝乾水分。
2. 薏米、黃芪、黨參放白鑊中炒黃，研碎，放入保溫瓶中，加入生薑、大棗。
3. 晚間用沸水沖泡，蓋蓋焗一夜。

食用：翌日早上開始飲用。

! 每次慢慢而飲，有利於藥效的發揮。

茶 補益肺脾之氣

黃芪黨參茶

適用於肺脾氣虛型氣短聲低、食少便溏、浮腫、頭暈等。

醫師點評 黃芪、黨參、紅棗合用可補益肺脾之氣。

材料：黃芪2片、黨參2根、紅棗12粒，水600毫升。

做法：
1. 所有藥材洗淨，瀝乾水分；用清水浸泡2小時。
2. 藥材放鍋中，加水，大火煮滾後轉小火續煮30分鐘。

食用：代茶飲用。

! 感冒發燒者不宜服用。

粥 健脾和胃，益氣養血

黨參紅棗粥

適用於氣血不足之貧血、疲倦乏力、心跳無力者。

醫師點評 白米、黨參、紅棗合用可健脾和胃，益氣養血；砂糖生津潤燥。

材料：白米150克，黨參20克，紅棗6粒，砂糖15克，水800毫升。

做法：
1. 材料洗淨，瀝乾水分。
2. 黨參用清水浸透，紅棗去核。
3. 白米、黨參、紅棗放入鍋中，加水，先用武火燒沸，再用文火煮35分鐘，加入砂糖拌勻即成。

食用：每天1次，正餐食用。

 感冒發燒者不宜服用。

粥 健脾益氣，延緩衰老

益氣提神粥

適用於氣虛體弱之疲倦乏力、久病體瘦，大便稀爛，食慾不振等。

醫師點評 白米、炙黃芪、黨參合用可健脾益氣提神，延緩衰老；砂糖生津潤燥。

材料：白米100克，炙黃芪20克，黨參10克，砂糖適量，水800毫升。

做法：
1. 材料洗淨，瀝乾水分。
2. 黃芪、黨參切片，用清水浸泡40分鐘。
3. 黃芪、黨參放入鍋中，加水300毫升，置武火上燒沸，再用文火煮30分鐘，趁熱去渣取汁30毫升待用。
4. 白米放入鍋中，加餘下水煮25分鐘，粥將成時加入黃芪和黨參的藥汁和砂糖，稍煮10分鐘即可。

食用：一般連服3-5天後，間隔2-3天再服。

! 本粥補益作用較強，有虛火盛者不宜食多，避免惹生熱氣。

黨參紅棗糯米粥

適用於中氣虛弱，心血不足所致體倦無力、食少便溏、心悸失眠者。

醫師點評 糯米、黨參、白米合用健脾益氣；紅棗養血安神；冰糖生津潤燥。

材料：糯米60克，黨參10克，紅棗4粒，冰糖20克，白米適量，水800毫升。

做法：
1. 材料洗淨，瀝乾水分。紅棗去核。
2. 黨參放白鑊中，加適量白米炒至焦黃，盛起，棄去白米。
3. 參、紅棗、糯米同放鍋中，加水，置武火上燒沸，再用文火煮45分鐘，放入冰糖拌勻即成。

食用：作主食。

> ⓘ 久病體虛者宜慢飲，避免大補易滯。

黨參牛肉湯

適用於脾胃虛弱、氣血不足之疲倦體瘦，胃口欠佳者。

醫師點評 牛肉配黨參可健脾胃，益氣血；薑調味和胃。

材料：五花牛肉500克，黨參100克，薑片、蔥段、鹽、紹酒各適量，水1500毫升。

做法：
1. 材料洗淨，瀝乾水分。
2. 黨參用紗布袋裝好，紮緊，牛肉切塊。
3. 黨參、牛肉同放入鍋中，加入薑片、蔥段、紹酒和水，武火煮沸，撇去浮沫，改小火燉3小時，至牛肉熟爛，取出黨參，加鹽調味即成。

食用：可佐餐，也可單獨食肉喝湯。

> ⓘ 感冒發燒者不宜，避免助熱生火。

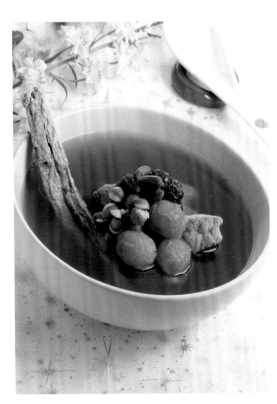

益氣補血湯

適用於氣血兩虛、脾腎虛損之氣短乏力、心悸失眠、頭目眩暈等。

醫師點評 黨參、杞子、龍眼肉、紅棗合用可益氣補血；豬脊骨配芡實可調養脾腎。

材料：豬脊骨250克，黨參60克，杞子、芡實各6克，龍眼肉8粒，紅棗3粒，鹽適量，清水1200毫升。

做法：
1. 材料洗淨，瀝乾水分。
2. 豬脊骨斬大塊，汆水，洗淨。
3. 豬脊骨、黨參、紅棗、龍眼肉、芡實放入鍋內，加入水以大火煮滾後，轉中小火煲至剩3碗水時，加入杞子再煲10分鐘；下鹽調味即可。

食用：佐餐食用。

> ⓘ 陰虛內熱者不宜多食，避免助熱生火。

湯 健脾益氣，養血安神

黨參龍眼肉牛脹湯

適用於脾胃氣虛之食慾不振，面色萎黃，補疲乏力，眩暈心悸，睡眠欠佳、產後貧血等。

醫師點評 牛脹配黨參可健脾胃，益氣血；龍眼肉養血安神；薑調味和胃。

材料：牛脹450克，黨參60克，龍眼肉15克，薑4片，鹽適量，水1500毫升。

做法：

❶ 材料洗淨，瀝乾水分。牛脹汆水，盛起。

❷ 牛脹、黨參、龍眼肉、薑片同放入鍋中，加水，武火煮沸後，文火煲3小時，下鹽調味即可。

食用：喝湯食肉。

> ⚠ 脾胃虛弱者宜少食多次，以利於消化吸收。

小菜 補氣血，健脾胃

黨參燒雞腿

適用於氣血兩虛、脾胃虛弱之疲倦乏力、胃口欠佳、工作欠缺沖勁、肌膚不潤等。

醫師點評 雞腿、紅蘿蔔、黨參、淮山合用具有益氣補血、健脾和胃、潤膚養顏的功效。

材料：雞腿2隻，紅蘿蔔60克，黨參、淮山各20克，上湯300毫升，紹酒、生抽各1/2湯匙，薑片、葱段、砂糖、鹽各適量。

做法：

❶ 材料洗淨，瀝乾水分。

❷ 黨參切段，與淮山同用清水浸泡。

❸ 雞腿切塊；紅蘿蔔去皮，切塊。

❹ 燒熱油鑊，爆香薑片、葱段，再下雞腿、紹酒、砂糖和生抽炒至金黃色，放入黨參、淮山、紅蘿蔔、鹽和上湯，煮15分鐘即成。

食用：每週1-2次。

> ⚠ 胃弱體虛之人宜少食多次服用。

小菜 補中提氣，和胃固表

參芪冬菇雞

適用於中氣虛弱之少食體瘦，易流虛汗，胃、子宮下垂者。

醫師點評 雞肉、黨參、黃芪、冬菇合用有可補中提氣、和胃固表的功效。

材料：雞肉100克，黨參、黃芪、冬菇各30克，紹酒1/2湯匙，薑片、鹽各適量。

做法：

❶ 材料洗淨，瀝乾水分。

❷ 雞肉切成小塊。冬菇浸軟後去蒂，切片。

❸ 將雞肉、黨參、黃芪、冬菇、紹酒、生薑和鹽，放在碟上拌勻，隔水蒸1.5小時後食用。

食用：佐餐食用。

> ⚠ 胃弱體虛之人宜少食多次服用。

小菜 補中益氣，健脾和胃

參花冬菇雞

適用於中氣不足之疲倦乏力、胃口欠佳、胃部不適。

醫師點評 雞肉、金針、冬菇、黨參合用可補中益氣，健脾和胃。

材料：雞肉100克，金針45克，冬菇30克，黨參10克，紹酒1/2湯匙，薑片、鹽各適量。

做法：

❶ 材料洗淨，瀝乾水分。

❷ 雞肉切小塊。黨參、金針切段。冬菇浸軟後去蒂，切薄片。

❸ 將雞肉、黨參、金針、冬菇、薑片、紹酒和鹽，放入碟中拌勻，隔水蒸1.5小時即成。

食用：佐餐食用。

> ⚠ 胃弱體虛之人宜少食多次服用。

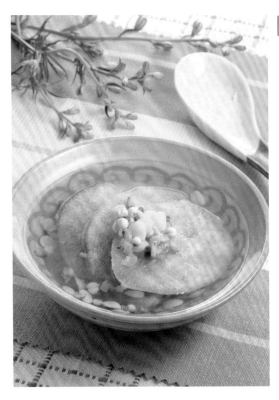

川貝黨參雪梨糖水

適用於氣陰虛弱之氣短乏力、口乾咽燥、呼吸不暢、咳嗽少痰，時有氣促者。

醫師點評 黨參健脾益氣；川貝母、杏仁、雪梨合用可潤肺化痰止咳；冰糖生津潤燥。

材料：黨參20克，川貝母、杏仁各10克，雪梨
　　　2個，冰糖30克，水500毫升。

做法：
1. 材料洗淨，瀝乾水分。
2. 雪梨去皮，切成薄片。
3. 杏仁用滾水燙後去皮；川貝打碎成粗顆粒；黨參切碎。
4. 川貝母、黨參、雪梨、杏仁、冰糖同放鍋中，加水，置武火上燒沸，再用文火燉煮35分鐘即成。

食用：每天1次。春季食用。

 肺熱咳嗽痰黃者不適宜。

糖水 補氣溫中，祛寒止痛

黨參淮山大棗湯圓

適用於虛勞所產生之胃部癮痛、遇寒尤甚，頭暈目眩，煩躁，體倦乏力等。

醫師點評 桂枝粉、乾薑粉合用祛寒止痛；麥冬清心除煩、養陰潤燥；冰糖生津潤燥。

材料：鮮淮山250克，黨參15克，茯苓粉、甘
　　　草、麥冬各10克，桂枝粉5克，大棗30
　　　粒，乾薑粉3克，冰糖適量。

做法：
1. 材料洗淨，瀝乾水分。大棗去核。
2. 鮮淮山去皮，蒸熟後掏碎，加入混和均勻的桂枝粉、乾薑粉、茯苓粉揉搓成粉糰。
3. 大棗蒸熟，去皮後壓搓成泥。將 ❷ 搓成湯圓皮，內包大棗餡料。
4. 黨參、甘草、麥冬加水800毫升用武火燒沸後，轉用文火煮45分鐘，濾去渣，留汁。
5. 將 ❹ 的汁煮沸後，放入 ❸ 之淮山大棗湯圓，直至湯圓浮起，加入適量冰糖，即可食用。

食用：溫熱食用。

小吃 健脾益氣，養肝明目

枸杞黨參饅頭

適用於疲倦乏力、胃口欠佳、頭暈、兩眼昏糊等肝脾虛弱者。

醫師點評 黨參配玉米健脾益氣；杞子養肝明目。砂糖、蜂蜜生津潤燥。

材料：黨參、杞子各20克，玉米麵粉500克，
　　　砂糖20克，蜂蜜適量。

做法：
1. 材料洗淨，瀝乾水分。杞子用蜂蜜浸泡，黨參放白鑊中炒成黃色，將黨參、杞子烘乾，研成細粉。
2. 將玉米麵粉、藥材粉混勻，加砂糖和適量水，揉成麵糰，搓成長條，切成小塊，然後弄成饅頭形狀，放入蒸籠內武火蒸15分鐘即成。

食用：佐餐食用。

❗ 脾胃虛弱者宜少食多餐，避免麵製品食多易飽脹。

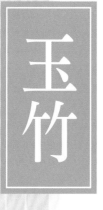

玉竹

玉竹味甘多汁，既長於滋補肺胃，又補而不膩，且藥性緩和而無滋膩斂邪之弊，所以用於肺胃陰虛者外，還常用於陰虛感冒者。其性平稍偏涼，但不過寒，為夏季炎熱及秋季乾燥時煲湯及藥膳食療常用藥材之一。

藥材 ID

別名：萎蕤、女萎、葳蕤、委萎、萎香、地節、鈴鐺菜。

【性味歸經】

甘、微寒；歸肺、胃經。

【功效主治】

具有養陰潤燥，生津止渴的功效。主要應用於燥咳證；陰虛勞嗽證；熱病傷津口渴；消渴證；陰虛外感證。具有強心、降血脂、降血糖、改善心肌缺血的作用。

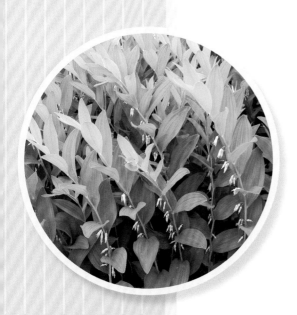

藥理作用

延緩衰老	主要應用於身體功能減退明顯者。本品水煎劑能顯著增高全血超氧化物歧化酶和谷胱甘肽過氧化物酶的含量。顯著抑制過氧化脂質的形成，清除機體代謝產生的自由基，延緩衰老。	增強免疫	主要應用於免疫力弱者。玉竹醇提物可增強體液免疫及細胞吞噬功能。玉竹提取物POD-II參與機體的免疫與造血調節。此外，具有促進實驗動物抗體生成，提高巨噬細胞的吞噬百分數和吞噬指數，促進幹擾素合成，以增強免疫功能。
對平滑肌的作用	可在便秘及月經期運用。20%水煎劑對小鼠離體腸管先興奮後抑制，對小鼠離體子宮有緩和的刺激作用。	提高酪氨酸酶活性	主要應用於白癜風。本品醇提水溶性物質能明顯提高酪氨酸酶的活性，促進黑色素的形成，有望成為治療白癜風的天然藥物。
對心血管系統的作用	主要應用於陰虛型冠心病、心腦缺血、高血壓。玉竹煎劑使心肌收縮增強，大劑量則使心搏減弱，使血壓下降。玉竹還有擴張冠狀動脈，增加冠狀動脈血流量。	抗菌	應用於多種細菌感染。玉竹煎劑體外能抑制金黃色葡萄球菌、痢疾桿菌、大腸桿菌等，並能降低感染人型結核桿菌小鼠的死亡率。
降血脂	對抗動脈粥樣硬化，主要應用於高血脂。玉竹煎劑能降低實驗性高脂血症兔的三酸甘油酯、血清膽固醇及分脂蛋白。	養顏潤膚	應用於皮膚乾燥多皺者。玉竹含維他命A和黏液質，維他命A有使皮膚柔嫩細膩的作用。
調節血糖	主要應用於糖尿病。口服玉竹浸膏，血糖先升後降，對腎上腺素、葡萄糖及四氧嘧啶引起的動物高血糖症均有抑制作用。甲醇提取物有顯著的降糖作用。	化痰止咳	應用於慢性支氣管炎或慢性咽炎所致的少痰乾咳。玉竹煎液對慢性支氣管炎或慢性咽炎的少痰乾咳有良好的舒緩作用。

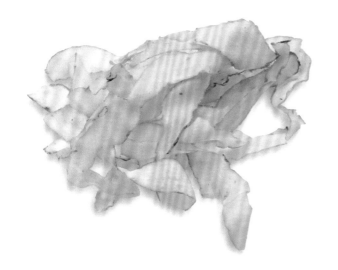

注意事項

本品雖性質和平，但畢竟為滋陰潤燥之品，故脾虛而有濕痰者不宜多服。

經典食療方

玉竹沙參雪耳湯

玉竹 20 克，北沙參 15 克，雪耳 15 克，南北杏各 10 克，蜜棗 3 粒，果皮 1 角，瘦肉 200克。佐餐食用。

具有益氣養陰，理氣和胃。適用於氣陰虛弱所致氣短乏力、胃口欠佳、大便乾結、乾咳咽燥等。

生地麥冬玉竹湯

生地、麥冬、玉竹、淮山各 30克，蜜棗 3 粒。煲水飲用。

具有養陰生津，健脾安神的功效。適用於甲狀腺功能亢進，主要表現心煩易燥、睡眠欠佳、口乾咽燥、心悸手震、月經紊亂等。

百合玉竹糖水

百合 30 克，玉竹 15 克，冰糖 10 克。放入燉盅，加大半盅水，燉 2 個半小時，放溫慢飲。

具有潤肺止咳的功效。適用於陰虛久咳、咯血等。

玉竹酸梅飲

玉竹、北沙參、石斛、麥冬各 15 克，烏梅 5 粒。水煎取汁，加冰糖適量，代茶飲用。

具有養陰潤燥，止渴潤腸的功效。適用於熱病傷陰，或夏天出汗多引起的口乾思飲，大便乾燥等。

實用錦囊

Q1 玉竹有哪些食用方法？

一般認為，玉竹的食法有以下幾種：

- 單獨煲水飲用或加入複方中運用，遵醫囑煎服。
- 熬膏食用以增強滋潤的效果。

Q2 玉竹怎樣有效保健配伍？

玉竹通常的配伍與保健功效如下：

配伍南沙參、北沙參、麥冬、桑葉、天花粉等：	主要用於乾咳無痰或痰少而黏，口燥咽乾等症。
配伍生地、知母、地骨皮等：	用於滋陰退虛熱等。
配伍貝母、百部等：	以增強潤肺止咳的藥力。
配伍薄荷、白薇、豆豉、桔梗等：	用於陰虛感冒，以加強滋陰退熱解表之功效。

Q3 如何選購玉竹？

以條長、肉肥、黃白色、光澤柔潤、質較軟者為佳。

Q4 如何貯藏玉竹？

置通風乾燥處，預防發霉與蟲蛀。

Q5 如何注意玉竹的用量？

一般說來，健康的成年人每人每天吃 10-15 克左右的玉竹比較合適；但如果湯水或茶飲為多人飲用，則可適當增加用量。

Q6 為什麼脾虛而有濕痰者不宜多服玉竹？

因為中醫認為，脾的一項功能是運化水濕，即將我們身體的濕運走，這種功能在脾正常時會自動進行運作。但脾虛的身體則濕易滯留在體內，痰的產生也多由濕聚而成。玉竹為滋陰潤燥之品，凡滋陰的食物或藥物較容易惹濕惹痰，加上脾虛兼有濕痰的體質，如果多服玉竹則會導致更多的濕痰產生。

Q7 玉竹主要出產於何地區？什麼地區的產量大？什麼地區生產的質量較好？

我國大部分地區均有分佈，主產於湖南、河南、江蘇、浙江、廣東、內蒙等地。以湖南、河南產量最大，浙江新昌產者質最佳。

Q8 玉竹主要有何品種之分？

玉竹的品種及名稱主要如下：

湘玉竹： 主產於湖南邵東、邵陽、耒陽等地栽培品。其特點為條較粗壯。表面淡黃色，味甜糖質重。

海門玉竹： 產於江蘇海門南通等地區栽培品，品質近似於湘玉竹，其條幹亦挺直整齊肥壯，呈扁平形，色嫩黃。

西玉竹： 主產於廣東連縣等地。商品在加工時分為主根莖和支根莖，前者稱「連州竹頭」，後者稱「西竹」或「統西竹」。其商品顏色均較深。紅棕色、黃棕色至金黃色，味甜略淡。

東玉竹： 主產於浙江新昌等地，其質較佳。

關玉竹： 多為東北及內蒙、河北一帶野生品，常較細長，淡黃色，表面縱紋明顯，體輕質硬，味甜淡。

江北玉竹： 主要指江蘇、安徽一帶野生品。品質似乾關玉竹，但色較淺體質較鬆。

Q9 玉竹用於養顏多配何食材？

玉竹含維他命 A 和黏液質，可有使皮膚柔嫩細膩的作用，多配雞腳或鴨腳等煲湯。因為雞腳、鴨腳含豐富的膠原蛋白，膠原蛋白能提供皮膚細胞所需要的透明質酸，使皮膚水分充足，保持彈性，從而加強養顏的作用。

Q10 如何防止玉竹的惹濕惹痰的副作用？

通常脾的功能正常時，服用玉竹一般不太容易惹濕惹痰；當脾虛的情況下，服用過多才會惹濕惹痰；為了防止脾虛體質服用過量玉竹而惹濕惹痰，可在湯水中配用一些健脾祛濕之品，如茯苓、芡實、蓮子等，或理氣之品，如陳皮等。

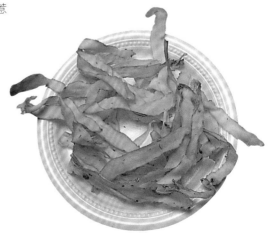

益氣、滋陰、潤燥

玉竹燉肉

小菜

適於陰虛久咳痰少、熱病傷陰、消渴、煩熱、體虛瘦弱、腰膝疼痛、消化不良、泄瀉等症。

醫師點評
豬瘦肉具有益氣養陰的功效；玉竹具有滋陰潤燥的功效。

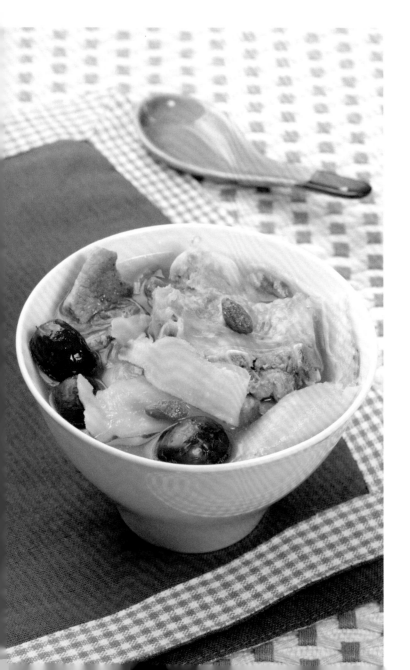

材料：

玉竹	20克
豬瘦肉	500克
精鹽	適量
料酒	適量
葱	適量
薑	適量
胡椒粉	適量

做法：

1. 豬肉洗淨，入沸水鍋焯去血水，撈出切成塊。
2. 玉竹洗淨切段；葱、薑拍裂，待用。
3. 將肉、玉竹、葱、薑、料酒、鹽同入鍋內，注入適量清水。
4. 武火燒沸，文火燉至肉熟爛。揀去玉竹、葱、薑，加入鹽、胡椒粉調味即成。

食用：佐餐食用。

⚠ 濕重痰多者不宜多服用。

小菜 清熱解毒，養陰潤燥

竹苗炒雞蛋

適於咽喉腫痛、眼紅、熱毒腹瀉等。

醫師點評 玉竹苗具有清熱解毒的功效；雞蛋具有養陰潤燥的功效。

材料：玉竹苗250克，雞蛋3隻，精鹽、葱、素油各適量。

做法：
1. 將玉竹苗洗淨，切成薄片，待用。
2. 將雞蛋在碗中打散，加鹽。
3. 炒鑊置武火上，將油燒熱，倒入雞蛋液，炒熟，盛出待用。
4. 炒鑊再燒熱，放油，下葱薑末爆香，下玉竹苗、鹽，煸炒至熟，然後放入炒好的雞蛋，翻炒均勻，加麻油炒勻出鍋。

食用：佐餐食用。

> ⚠ 脾胃虛寒者不宜服用。

小菜 健脾益氣，化痰止咳

玉竹燉鷓鴣

適用於肺脾虛弱之咳嗽少痰、咽乾口渴、疲倦乏力者。

醫師點評 玉竹、鷓鴣、紅棗合用可健脾益氣，化痰止咳；生薑疏風止咳，主要用於風重咽癢咳嗽。

材料：玉竹20克，鷓鴣1隻，紅棗6粒，生薑1片。

做法：
1. 鷓鴣去毛及腸臟，洗淨，斬件。
2. 玉竹、紅棗（去核）洗淨。
3. 將鷓鴣、玉竹、紅棗、生薑一齊放入燉盅內，加開水適量，文火隔開水燉約3小時，調味食用。

食用：佐餐食用。

> ⚠ 如想加強化痰的效果可加陳皮3-6克。

小菜 清心除煩，益氣養陰

花旗參玉竹燉瘦肉

主要用於氣陰虛弱所致疲倦乏力、口乾咽燥、心悸氣短、睡眠欠佳等。

醫師點評 玉竹配瘦肉可有益氣養陰的功效；花旗參清心除煩；蓮子養心安神。

材料：瘦肉300克，蓮子、玉竹各20克，花旗參5克，沸水、冰糖、鹽各適量

做法：
1. 所有材料洗淨；瘦肉切塊，汆水；蓮子去芯。
2. 把瘦肉、蓮子、玉竹、花旗參和冰糖放入燉盅，加入沸水，蓋上蓋，用武火燉30分鐘，轉文火燉2小時，下鹽調味食用。

食用：佐餐食用。

> ⚠ 氣陰虛的舌象多為紅而少苔，脈多無力；如果舌紅苔厚者不宜多食本菜。

小菜 大補氣血，生津止渴

人參桂圓燉竹絲雞

適用於氣血虛弱所致疲倦乏力、面色無華、氣短聲低、口乾咽燥者。

醫師點評 竹絲雞、桂圓肉、人參合用可大補氣血；玉竹具有養陰生津止渴的功效。

材料：竹絲雞1隻，桂圓肉60克，玉竹20克，人參片9克，水、鹽各適量

做法：
1. 所有材料洗淨。
2. 竹絲雞去內臟，洗淨，切大塊，汆水。
3. 把所有材料放入燉盅，加入適量清水，蓋上蓋，以文火燉2小時，下鹽調味即可。

食用：佐餐食用。

> ⚠ 本菜為3人量。

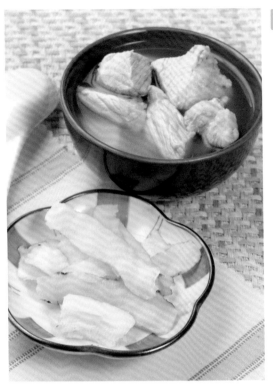

補血，潤膚，養顏

玉竹排骨湯

適用於陰血虛少所致面色無華、膚乾多皺、口乾咽燥等。

醫師點評 排骨、玉竹合用可養陰潤膚養顏；紅棗、枸杞合用可補血潤膚養顏。

材料：排骨300克，玉竹15克，紅棗4粒、枸杞10克，精鹽適量。

做法：
1. 玉竹、紅棗、枸杞均洗淨備用。
2. 排骨洗淨，放入滾水中燙去血水，撈出，稍微沖洗後瀝乾水分備用。
3. 所有材料放入鍋中加入適量水以武火煮開，轉文火繼續燉煮1小時，加入鹽調味即可。

食用：佐餐食用。

> 🛑 脾虛濕重者不宜多食用。

湯 養陰，潤肺，止咳

玉竹瘦肉湯

適於肺胃陰液不足出現口乾咽燥、乾咳無痰者。

醫師點評 豬瘦肉益氣養陰；玉竹潤肺化痰止咳。

材料：玉竹15克，豬瘦肉100克，食鹽各適量。

做法：
1. 玉竹洗淨備用；
2. 瘦肉洗淨，汆水備用；
3. 將玉竹、豬瘦肉加清水4碗，煎至2碗，用食鹽調味即成。

食用：佐餐食用。

> 🛑 脾虛濕重者不宜多食用。

湯 益氣補血，養心安神

人參靈芝竹絲雞湯

適用於氣血虛弱所致疲倦乏力、睡眠欠佳、心悸心慌、面色無華、氣短聲低、口乾咽燥者。

醫師點評 竹絲雞、靈芝、紅棗合用可養血安神；瘦肉、人參合用可益氣養陰；薑調味和胃。

材料：竹絲雞1隻，瘦肉120克，靈芝片20克，人參5克，紅棗10粒，老薑1小塊，水2000毫升，鹽適量

做法：
1. 所有材料洗淨；瘦肉切塊，汆水。
2. 竹絲雞去內臟，洗淨，斬件。
3. 用武火煲滾清水，加入所有材料，再滾後轉文火煲2小時，下鹽調味。

食用：佐餐食用。

> 🛑 感冒發燒者不宜服用。

小菜 養心安神，潤膚養顏

玉竹炒豬心

適用於心悸失眠、虛煩神疲、皮膚乾燥、口乾咽燥等。

醫師點評 玉竹配豬心合用可養心安神、潤膚養顏。

材料：玉竹20克，豬心1個，黃酒10克，精鹽、
　　　薑、蔥、素油各適量。

做法：
❶ 將玉竹洗淨切薄片；將豬心剖開洗淨血水，
　切成片。
❷ 炒鑊燒熱，放油，下蔥、薑末爆香，下豬心、
　玉竹、鹽，煸炒至熟，加麻油炒勻出鍋。

食用：佐餐食用。

⚠ 一週食 1-2 次。

粥 滋陰降火，潤肺止咳，生津止渴

沙參玉竹粥

適用於口乾舌燥、乾咳少痰、胃部癮痛
不適，陰虛低熱不退，並可用於陰虛型
之心臟病。

醫師點評 沙參、玉合用可滋陰降火、潤肺止
咳、生津止渴。粳米健脾和胃；冰糖生津潤燥。

材料：沙參、玉竹各20克（新鮮品用60克），
　　　粳米100克，冰糖少許。

做法：
❶ 先將新鮮沙參、玉竹洗淨，去掉鬚根，切碎
　煎湯去渣；
❷ 入粳米，加水適量煮為稀粥；
❸ 粥成後放入冰糖，稍煮一二沸即可。

⚠ 脾虛濕重者不宜多食用。

茶 潤肺止咳，養顏消斑

玉竹茶

適用於口乾咽燥、乾咳少痰，陰虛皮膚
時出乾斑。

醫師點評 玉竹潤肺止咳、養陰潤燥消斑。

材料：玉竹50克。

做法：將上藥洗淨，水煎。

用法：代茶飲用。

⚠ 濕重痰多者不宜多食用。

粥 養陰清熱，和胃止呃

玉竹柿蒂粥

適用於胃陰虛之口乾呃逆者。

醫師點評 玉竹養陰潤燥；粳米健脾和胃；柿
蒂降逆止呃。

材料：柿蒂10克，玉竹15克，粳米50克。

做法：
❶ 先將玉竹、柿蒂入砂鍋加清水 300 毫升，煎
　至 150 毫升，去渣取汁備用。
❷ 粳米加水 400 毫升，煮至米開花，兌入藥汁
　再煮片刻，待食。

⚠ 脾虛濕重者不宜多食用。

16種中藥吃出健康好身體

編著
張群湘

編輯
黃雯怡

攝影
Fanny

菜式製作
梁綺玲

封面設計
朱靜

版面設計
Sonia

出版
萬里機構‧得利書局
香港鰂魚涌英皇道1065號東達中心1305室
電話：2564 7511　　傳真：2565 5539
網址：http://www.wanlibk.com

發行
香港聯合書刊物流有限公司
香港新界大埔汀麗路36號中華商務印刷大廈3字樓
電話：2150 2100　　傳真：2407 3062
電郵：info@suplogistics.com.hk

承印
中華商務彩色印刷有限公司

出版日期
二〇一五年十月第一次印刷
二〇一六年十二月第二次印刷

以下圖片來自《常用中藥材鑑別圖典》：
p37, p67, p87, p127, p137, p157, p167

萬里機構　　萬里 Facebook